현대가정의학시리즈 27

한 평생 온가족 건강을 위하여

위궤양·십이지 장궤양 예방과 치료 요양식

완벽한 사진 해설! 이론과 실천 요령 총망라!

현대건강연구회 편

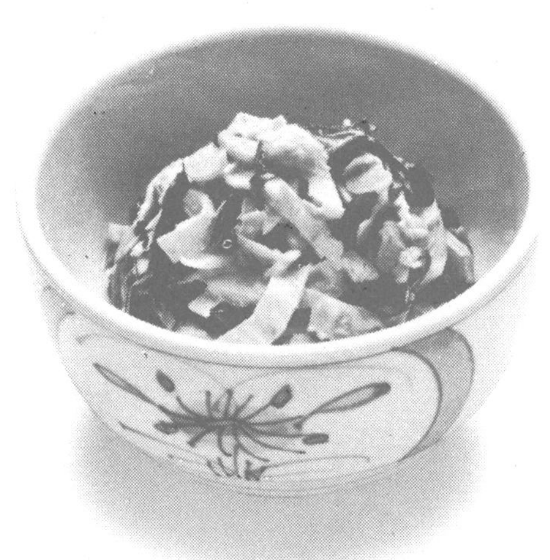

도서출판 眞華堂

위궤양 · 십이지장 궤양 예방과 치료 요양식

현대건강연구회 편

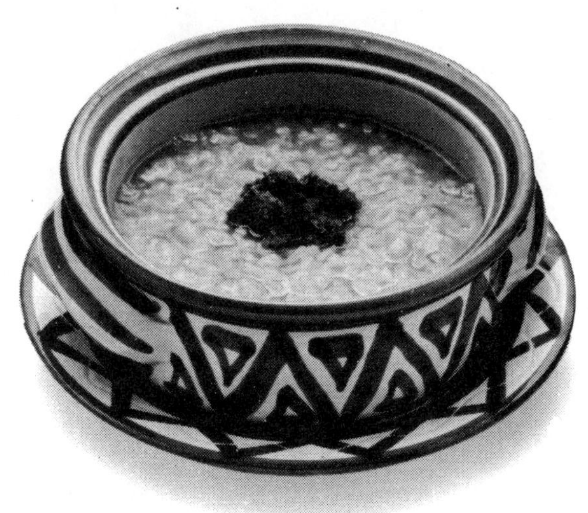

도서출판 眞華堂

머 리 말

위궤양이나 십이지장궤양은 스트레스와 같은 신경 작용도 큰 영향을 미치지만 잘못된 식사법도 주요 원인이 되고 있다.

불규칙한 식사, 잘 씹지 않고 삼키는 나쁜 버릇, 주식에 편중하고 동물성 단백질이나 야채 등이 부족한 언밸런스 식사 내용이 병을 만드는 결과가 된다고 할 수 있을 것이다.

하루 세 끼의 식사는 건강을 만들기도 하지만 또 병을 만들기도 한다.

이제까지의 잘못된 식습관을 고치고 적극적으로 건강을 되찾을 수 있는 식사를 하도록 하자. 위 · 십이지장궤양 뿐 아니라 위장이 약한 사람은 음식물 섭취량이 적고 또 먹는 것을 겁낸다. 그러나 위나 십이지장에 생긴 상처를 복원하고 근육에 힘을 주기 위해서는 고기나 생선도 야채도 그 어느 쪽도 치우치는 일없이 먹을 필요가 있다. 왜 그런 식사를 해야 하는지 알기 위해서는 '위 · 십이지장궤양을 치료하기 위해서'를 읽어 보기 바란다. '수술 후의 식사'는 수술 후 회복을 촉진시킬 수 있는 한 방법이 될 것이다.

또 '소화가 잘 되는 사계절 식단'은 밸런스 잡힌 식단의 참고로 삼기 바란다. 재료법, 조리법별 '소화가 잘 되는 반찬'을 밸런스 있게 조합하여 먹는 즐거움을 맛보면서 하루라도 빨리 건강해지기 위해 이 책을 활용하기 바란다.

• 요리 재료는 일단 가족과 함께 만드는 것을 생각하여 4인분을 원칙으로 한다.

1인분, 2인분을 만들 때는 나누어 하기 바란다. 맛은 되도록 싱겁게 낸다.

• 계량은 컵은 200cc, 큰술은 15cc, 작은술 5cc를 사용하고 있다.

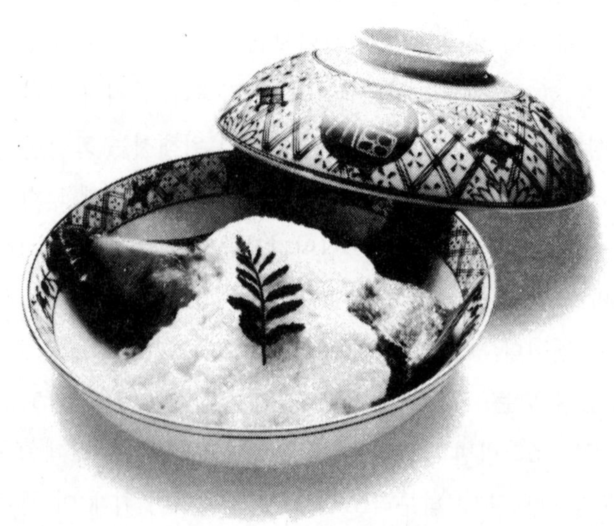

♣차 례♣

위·십이지장궤양을 고치는 식사의 포인트집

□먹으면서 고치는 것이 원칙

궤양인 사람의 식사로 이전에는 죽, 두부, 계란, 겉껍질을 제거한 야채에 흰살 생선 으깬 것 정도만을 허용했었다.

그러나 현재는 심한 궤양에 있는 사람이거나 출혈이 있는 경우외에는 너무 엄격한 식사 제한은 하고 있지 않다. 엄격한 식사 제한은 영양 부족을 초래하고 오히려 궤양의 기력 회복을 느리게 만든다고 여겨지고 있기 때문이다.

적극적으로 영양을 공급하여 체력을 증강시키고 위 · 십이지장의 점막 회복을 촉진시키도록 한다.

궤양의 상처를 다치지 않고, 위액 분비를 높이지 않는 영양 많고 소화가 잘 되는 식사를 경과에 따라 진행시켜 나가는 것이 기본적인 방침이다. 이를 위해서는 식품에 대한 지식을 풍부히 갖고 식사의 바른 방법을 익혀야한다.

궤양인 사람 뿐만이 아니고 건강한 사람도 공통적으로 하루에 어떤 식품을 섭취해야 좋을지에 대해서는 169페이지 표를 참고하기 바란다.

□필요한 영양분부터 섭취한다

우리의 몸은 세포를 비롯하여 근육·혈액 등 모두 단백질이 주성분으로 구성되어 있다. 물론 위나 십이지장의 점막도 단백질로 구성되어 있고 위액이나 위액 분비와 관계 있는 호르몬의 재료도 또 단백질이다.

또 조금씩이기는 해도 몸의 세포는 매일 매일 다시 만들어지고 있으므로 음식의 섭취로써 이것을 보충해 주어야 한다.

건강한 사람이라도 우유나 계란, 고기나 생선, 콩제품의 양질의 단백질을 매일 우선적으로 섭취할 필요가 있다. 위나 십이지장에 상처가 있을 때는 그 복원을 위해서라도 적극적으로 단백질을 섭취 하도록 한다. 소위 체력을 증강시키고 정신 상태를 양호하게 만드는 데에는 단백질이 중요한 영양소이다.

죽이나 밥은 나중으로 미루고 단백질이 듬뿍 포함되어 있는 식품부터 우선 먹도록 한다. 고기나 생선도 좋겠지만 우유와 계란을 우선적으로 섭취한다. 양질의 단백질 외에 미네랄이나 비타민을 보충해 주어도 좋다.

위나 십이지장의 점막 재생을 위해서는 비타민 A나 C도 중요한 영양소이다. 비타민 A나 C를 듬뿍 함유하고 있는 녹황색 채소나 과일도 우선적으로 섭취하자.

위장이 나쁘면 죽이나 밥, 면류 등에 중점을 두고 식사를 하는 경향이 있으나 단백질이나 미네랄, 비타민원을 우선적으로 섭취한다. 소량밖에 먹을 수 없을 때야말로 이런 것에 주의를 하는 것이 중요하다.

□소화가 잘 되는 식품과 조리법으로

소화가 잘 되는 식품이라는 것은 위나 장에서 소화 작용을 받기 쉽고 체내에 흡수되기 쉬운 상태가 되는 것을 말한다. 비록 단단한 고기라도 잘 씹어 먹으면 소화 흡수 면에서는 좋아지고 지방 등도 소화액의 분비가 충분하면 위에서 걸리는 일은 없게 된다. 그러나 위・십이지장 궤양인 사람의 경우는 조금이라도 위나 장에 부담을 덜 줄 방법을 생각해야 한다. 그러기 위해서는 소화가 잘 되는 식단과 그 조리법을 선택하는 것이 중요하다. 16페이지에 식품별로 구체적인 예를 들어 보았으므로 참고하기 바란다.

□뜨거운 것, 찬 것은 피한다

뜨거운 된장국을 꿀꺽 삼키거나 차가운 음식을 먹는 일은 피한다.

극도로 뜨거운 음식이나 찬 것은 위나 장에 자극이 된다. 입과 식도를 거쳐 위로 들어가기까지 온도는 다소 변하지만 단시간에 삼키는 방식은 온도에 거의 변화를 주지 않는다. 뜨거운 음식이나 찬 것은 조금 기다렸다가 또는 입 안에서 온도를 조절한 뒤 천천히 먹도록 한다.

□식사 시간은 규칙적으로

위나 장은 그 사람의 생활 리듬에 따라 움직이고 있다. 예를 들면 아침 식사는 7시, 점심 식사는 12시부터 1시 사이에 하는 습관에 있는 사람은 그 시간이 되면 위는 음식을 소화하려고 위액을 분비하여 받아 들일 태세를 한다. 비록 그 시간에 음식이 들어오지 않아도 위액은 분비되게 되는 것이다.

그러므로 식사 시간을 지키지 않거나 거르면 분비된 위액에 의해 위벽은 화학적 자극을 받아 상처가 나는 것이다.

건강한 사람일 경우에는 위액으로 자신의 위 점막을 소화하는 일 따위는 일어나지 않지만 그 어떤 원인으로 위의 방어력이 저하되어 있는 사람의 위에서는 자기 소화가 일어난다.

자기 소화는 절대적으로 막아야 한다. 이를 위해서는 식사 시간을 지키고 분비된 위액이 본래 목적으로 사용되도록 해야 한다.

□배의 8할 정도를 섭취하고 1일 5회식으로

전 회의 식사가 소화되고 텅 비어 있는 위에 다량의 음식이 들어가면 그것만으로 위에 부담이 된다. 만복감이 들 정도로 먹는 것은 좋지 않다.

위를 텅 비워 두는 것도 위 점막의 자기 소화를 초래하여 바람직하지 않다.

위에 부담을 주지 않고 비어 있지 않도록 하기 위해서는 1회의 양을 줄이고 배의 8할 정도로 음식을 섭취하며 횟수를 늘리도록 한다.

식사 횟수를 늘린다고 해도 그 전 1일 3회에 먹던 양을 3회 이상으로 나누어 먹는다는 생각으로 양을 늘려서는 안된다. 아침 · 점심 · 저녁 식사에 10시와 3시를 첨가한 1일 5회식이 이상적이다.

그러나 일을 갖고 있는 사람에게 있어서 식사 횟수를 늘리는 것은 어려울 것이다. 그 경우에는 우유나 요구르트, 쿠키, 과일, 카스테라 등을 준비하여 휴식 시간에 간식으로 먹도록 한다.

□식사 후 휴식을 20~30분 취한다

바쁘게 먹고 수저를 놓자 마자 곧 일을 다시 시작한다. 또는 몸을 움직이는 것은 위의 작용을 둔화시키는 것이 된다.

식사 시간은 충분히 갖고 식후에는 적어도 20~30분 정도 쉬도록 하자.

자택에서라면 오른쪽을 밑으로 가게 해서 누워 쉬면 위에서 장으로 음식이 이행하기 쉬워 위의 부담이 보다 가벼워 진다. 금방 움직이는 것은 좋지 않다.

□잘 씹는 것

음식을 잘 씹는다는 것은 먹은 것을 부드럽게 하는 동시에 입 안의 소화액(타액)과 잘 섞여 위에서 소화가 잘 되게 하는 것이다.

어떤 의사는 입속에 들어간 것은 25~50회 씹는 것을 권장하고 있다. 잘 씹으면 만복감이 생겨 과식을 막는 효과도 된다.

□술이나 담배는 삼가한다

위궤양이나 십이지장궤양인 사람 중에는 일의 피로를 술로 푸는 타입이 적지 않다.

스트레스 해소 방법을 술에서 구하는 것은 가장 나쁜 일이다. 피로를 풀려고 주량을 늘리게 되고 빠른 속도로 마시게 된다. 알콜은 위액 분비를 촉진시키므로 다량으로 마시면 위 점막이 극도로 자극을 받는다. 게다가 그런 주법을 지니고 있는 사람은 식사를 거의 하지 않기 때문에 영양 부족을 초래할 수도 있다.

가능하면 금주를 해야 하지만 꼭 마셔야 할 때는 식사를 하면서 소량으로 마신다.

담배의 성분인 니코틴이 뇌의 중추 신경을 자극하고 위의 운동과 위액 분비를 높인다. 공복시에 담배를 피우면 당연히 점막을 자극하고 만복감이 생김으로 식욕이 저하 되기도 한다.

담배를 지나치게 피우는 것은 상습성 변비의 원인이 되기도 한다.

담배는 강한 의지로 끊을 것을 권한다.

□자극물은 삼가한다

술, 담배 외에도 위를 자극하는 것은 여러 가지가 있다.

예를 들면 커피, 홍차, 녹차에 함유되어 있는 카페인,고기나 생선의 엑기스가루, 카레가루나 후추, 고추 등의 향신료는 위액 분비를 높이기도 하고 위벽을 상하게도 하므로 공복시에 다량 섭취해서는 안된다.

그 외에도 단맛이 강한 기호음료, 과자나 단팥, 소금에 절인 음식이나 말린 것, 초절임, 신맛이 강한 레몬이나 파인애플 등의 과일도 다량 섭취는 피한다.

요리의 색이나 향기를 위해 소량 사용하는 정도로 삼가한다.

□소화가 잘되는 식품과 조리법

우유 · 유제품……우유, 스킴밀크, 요구르트, 커티지 치즈, 크림 치즈, 프로세스 치즈, 가루 치즈.

☆찬 우유를 벌컥 벌컥 마시는 것은 금물. 화이트 소스 등 요리 재료로 사용하면 좋다.

☆가루 치즈는 뿌려서 사용하는 타입이다.

알……계란 · 메추리알

☆반숙 정도로 익힌 것이 제일 좋다. 반숙란, 계란두부, 두부말이, 오물렛 등

생선……흰살 생선(넙치, 가자미, 도미, 보리멸, 대구 등) 정어리, 굴, 어묵.

☆회가 가장 소화가 잘 된다. 그 다음으로는 데친 것, 찐 것, 구운

것 순.

고기……닭고기(흰살이 가장 좋다). 송아지 고기, 돼지나 소의 등심.

☆ 다지면 소화되기 쉽다. 조리법은 데치기, 찌기, 볶기, 구이 순.

콩 · 콩제품……두부, 야채, 두부, 낟두, 유부.

☆대두도 부드럽게 쪄 껍질을 벗기면 좋다. 튀김은 충분히 기름을 뺀다.

야채……당근, 시금치, 브로컬리, 컬리플라워, 양배추, 아스파라가스, 동아, 호박, 레테스, 오이, 토마토, 상추, 배추, 무우청, 무우.

☆부드럽게 삶거나 찌고 또 섬유를 부드럽게 으깨거나 체에 바쳐서 단단한 부분은 제거한다.

감자……감자, 고구마, 마, 참마.

☆고구마는 섬유가 많으므로 체에 거르면 좋다. 참마는 위 속에서 발화되므로 회복기에 좋다.

과일……사과, 바나나, 귤, 복숭아, 수박 등 신맛이 강한 것 이외에는 무엇이든 좋다.

☆과즙으로 만들거나 삶는 것이 좋다. 날 것으로 먹는 때는 양에 주의한다.

곡물……토스트빵, 부드럽게 지은 밥, 죽, 우동, 면류, 오트밀.

☆죽이나 면류는 잘 씹을 것.

유지류……버터, 양질의 마아가린, 생크림, 마요네즈.

☆마요네즈는 직접 만든 것이 좋다.

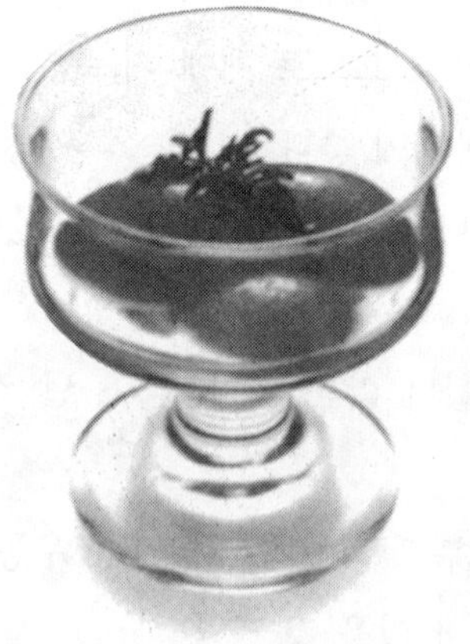

□재료별

소화가 잘 되는 반찬

위장을 지키고 하루라도 빨리 건강을 되찾기 위해서는 영양가 높고 소화가 잘 되는 식사를 하는 것이 제일이다. 여기에서는 매일 식단 만드는데 편리하도록 재료별로 정리해 보았다. 물론 맛있게 즐길 수 있는 것들이다. 도시락 식단 페이지도 참고하면서 증상에 따라 선택하기 바란다.

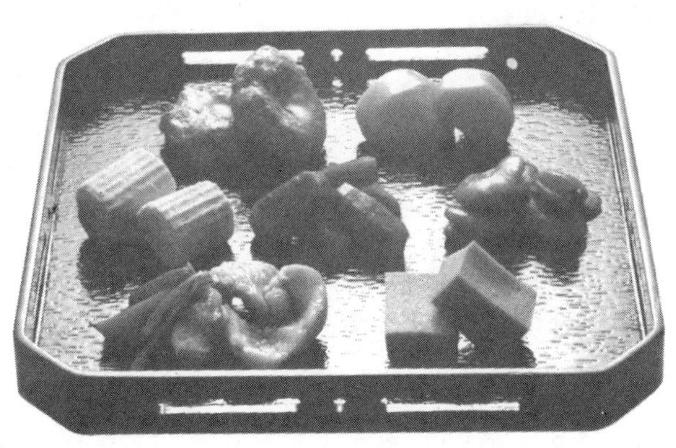

고기 반찬

고기는 소화가 안된다고 생각하여 멀리 하는 경향이 있으나 고기에 많이 함유되어 있는 단백질은 체력을 증강시키고 병의 회복을 돕는다. 소화가 잘 되는 것은 닭고기 가슴살, 넓적다리살, 소 등심, 그외 소고기, 돼지 고기 순이다. 조리법은 삶거나 찌기,조리기 등으로 부드럽게 만드는 것이 좋고 구울 때는 살짝 불에 대는 정도로 하고 갈아 놓은 고기는 지방이 적은 신선한 것을 사용한다.

피카타식 다진 돼지고기

등심은 지방이 적고 돼지고기 중에서 가장 소화가 잘 되는 부위이다. 칼로 두드려 더 부드럽게 하면 맛도 더 좋아진다.

재료(4인분)

돼지고기 등심 300g, 당근 1개, 샐러리 1개, 계란 1개, 파세리 적당히. 닭고기 스프 1컵, 녹말가루 조금

만드는 법

① 고기는 8토막으로 자른다. 칼로 고기 양면에 비스듬히 칼집을 넣어 소금 작은술 $\frac{1}{3}$, 후추 약간을 뿌린다.

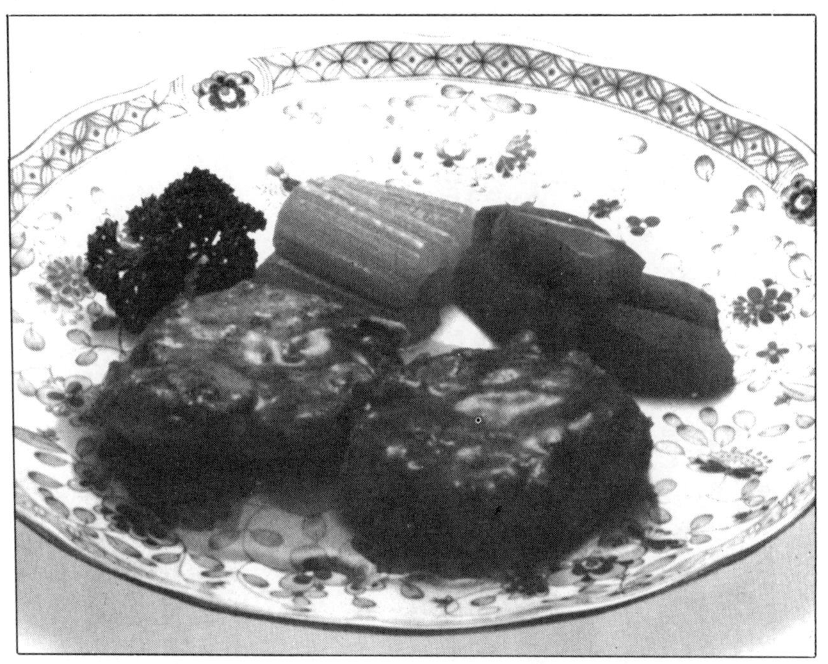

② 당근은 길이를 반으로 썬 뒤 세로로 4~8등분하여 껍질을 벗기고 샐러리는 줄기를 다듬어 4cm 길이로 썰고 껍질을 벗긴다.

③ 닭고기 스프로 당근을 삶고 다 삶아지면 소금 작은술 $\frac{1}{2}$로 간을 맞춰 약한 불에서 4~5분 끓여 샐러리를 넣은 뒤 또 4~5분 끓여 술, 간장 각 큰술 $\frac{1}{2}$로 맛을 낸다.

④ 계란은 푼 후 다진 파세리 큰술 1개를 넣는다.

⑤ 후라이팬에 기름을 듬뿍 넣어 ①의 고기에 ④ 계란 국물을 얹어 양면을 구운 뒤 뚜껑을 덮어 약한 불에서 2분 정도 증기로 쪄 속까지

익힌다.

⑥ 그릇에 ⑤를 담고 당근과 샐러리를 넣고 ③의 국물에 녹말가루를 넣어 끈기를 주어 고기에 뿌리고 파세리를 뿌린다.

고기 완자 무우 조림

돼지고기 간 것은 지방이 많은 것은 피하고 가능하면 지방이 없는 넓적다리살을 두 번 두드리도록한다. 원하는 것을 구할 수 없을 때는 얇게 썬 고기의 지방을 제거하고 칼로 잘 두드려 사용하면 좋을 것이다.

재료(4인분)

돼지고기 간 것 250g, 무우 500g, 무우잎 조금, 양파 작은 것 1개, 계란 1개, 우유 큰술 2, 빵가루 큰술 5.

만드는 법

① 양파는 다져 기름 큰술 1개로 투명해 질 때까지 잘 볶아 식혀 둔다.

② 빵가루에 우유를 붓는다.

③ 다진 고기는 볼에 넣어 끈기가 생길 때까지 손으로 주물러 ①의 양파, 계란 ②의 빵가루, 소금 작은술 $\frac{1}{3}$을 넣어 주물러 한 입 크기로 완자를 만든다.

④ 끓는 물에 ③의 완자를 넣고 떠오르면 건져낸다.

⑤ 무우는 껍질을 벗겨 썰고 무우잎은 데쳐 다진다.

⑥ 냄비에 기름 큰술 1개를 넣어 달구어 무우를 볶다가 기름이 돌면 물 2컵을 넣고 2~3분 끓인뒤 ④의 고기 완자를 넣고 술 큰술 2, 미림 작은술 1, 간장 큰술 4개로 조미한다.

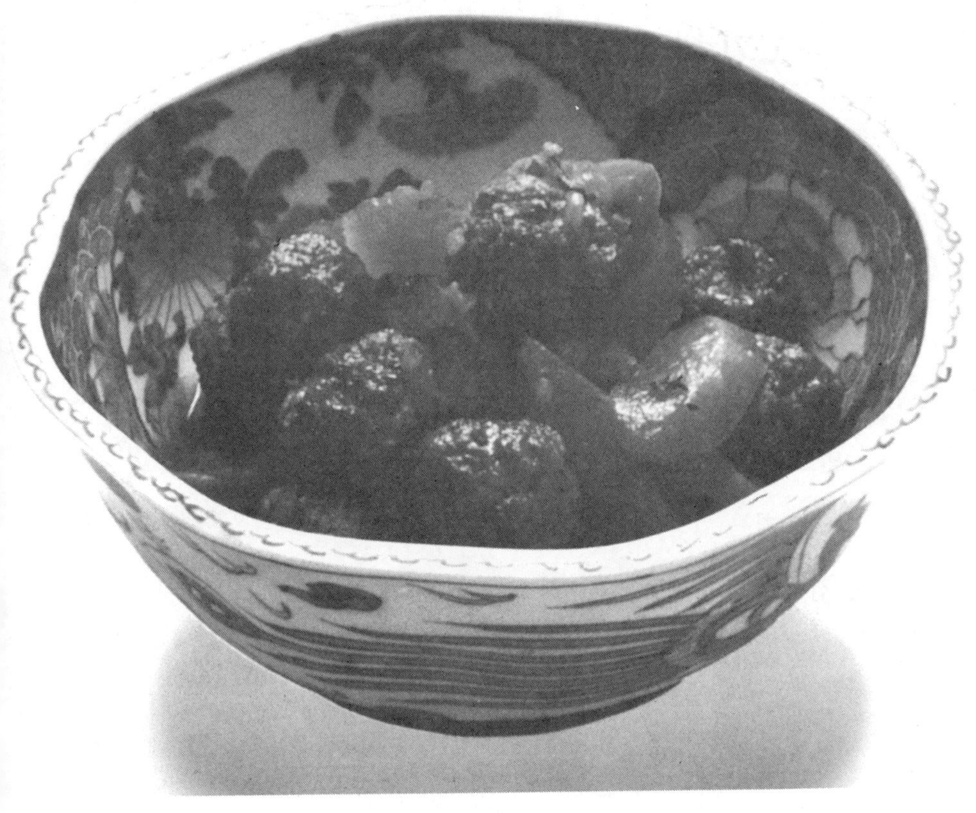

⑦ 끓으면 불을 줄이고 나무주걱으로 때때로 저어주면서 12~13분 은근히 끓인다.

⑧ 무우가 물러지면 무우잎을 넣어 한번 더 끓여 국물과 함께 그릇에 담는다.

• 고기 완자를 많이 만들어 냉동시켜 둘 때는 물 위로 떠오른 뒤 2~3분 더 익혀 속까지 잘 익힌 뒤 보존한다.

닭고기 날개살 회

닭고기 전문점에서 신선한 고기를 준비하여 중심이 다소 날 것일 정도로 데치는 편이 보다 소화가 잘 된다.

재료(4인분)

닭고기 날개살 2장(300g) 오이 1개, 무우 5㎝, 레몬 조금, 차조기 2~3개, 깨 소스(검은깨 큰술4, 된장 큰술2, 술, 기름 큰술 1, 간장 작은술 2).

만드는 법

① 고기는 껍질과 여분의 지방을 제거하여 소금 작은술 $\frac{1}{3}$을 뿌려 큰 접시에 담아 레몬즙, 술 각 작은술 2개를 뿌려 10분 정도 둔다.

② 오이와 무우는 껍질을 벗긴 뒤 길게 채썰어 냉수에 행궈 찬물에 담구어 둔다.

③ 김이 오르는 찜통에 ①의 접시를 넣어 10~12분 찌고 식으면 찢는다.

④ 깨는 절구에 쪄 ( )안의 재료를 잘 섞는다.

⑤ 그릇에 닭고기를 담고 ②를 곁들이고 닭고기에 ④를 얹는다.

닭고기 완자

간 고기에 간을 넣은 완자. 간을 싫어하는 사람도 즐길 수 있다.

재료(4인분)

닭고기 간 것 200g, 닭고기 간 100g, 계란 1개, 푸른잎 2장, 생강 1, 빵가루 큰술 3, 녹말가루 조금.

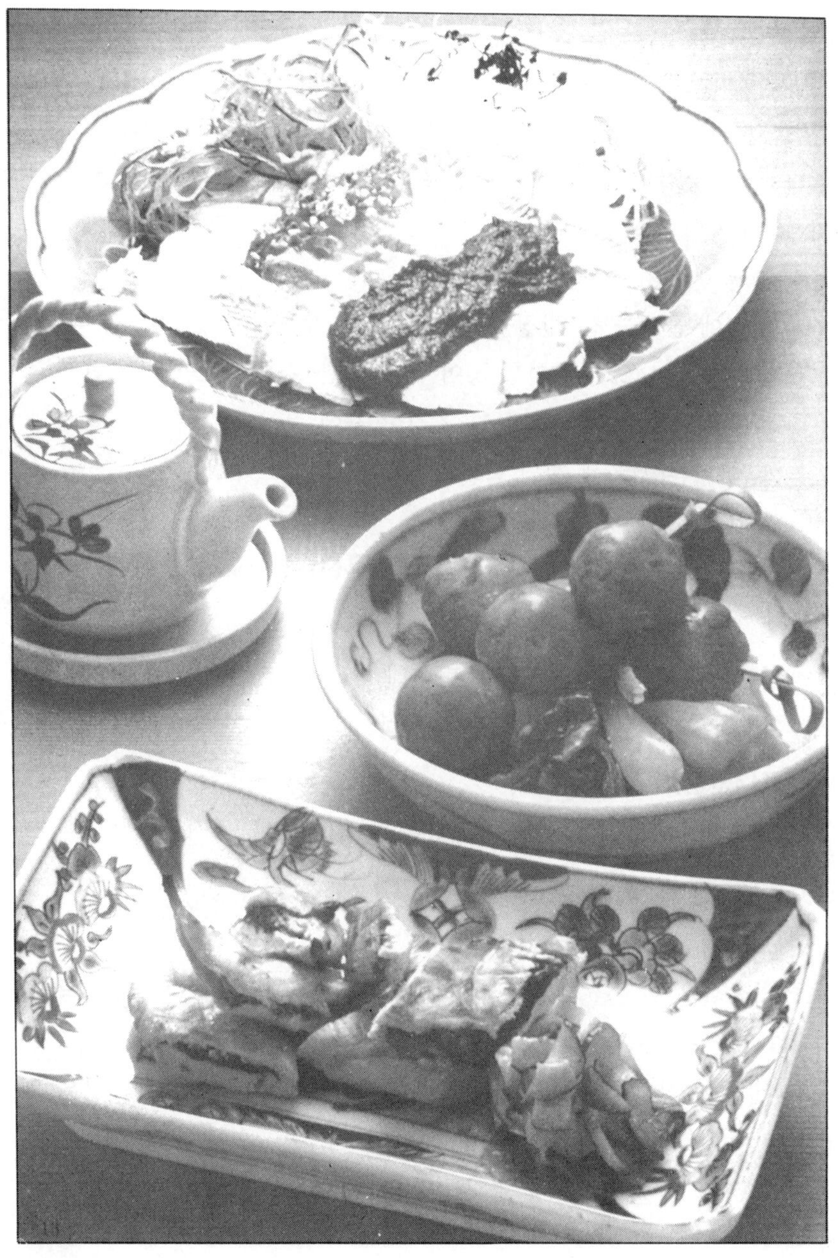

만드는 법

① 닭간은 3~4분 삶아 씻은 후 다져 밀가루를 뿌린다.

② 간 닭고기에 계란 된장 작은술 1, 물 큰술1, 빵가루 순으로 넣어 섞어 ①의 간을 넣어 한 입 크기로 얹어 끓는 물에 넣어 떠오를 때까지 삶는다.

③ 푸른잎은 잘게 썬다.

④ 남비에 물 $1\frac{1}{3}$컵, 간장 큰술 3, 생강즙 작은술 $\frac{1}{2}$, 설탕·술 각큰술 1개를 넣어 끓여 ②의 완자를 넣어 끓여 약한 불에서 5~6분 조린다.

⑤ 푸른잎을 ④에 넣어 2분간 조리고 물에 푼 녹말가루로 걸죽하게 만든다. 완자는 꼬치에 끼워 담는다.

닭고기 가슴살 샌드위치 구이

매실 장아찌는 표면의 소금을 털어낸 뒤 열매를 다져 맛술을 끼얹어 염분과 신맛을 부드럽게 한 뒤 사용한다.

재료(4인분)

닭고기 가슴살 6장, 오이 1개, 매실장아찌 2개, 차조기 12장, 단식초(식초 큰술 $1\frac{1}{2}$, 미지근한 물 작은술 1, 설탕 큰술 $\frac{1}{2}$).

만드는 법

① 가슴살은 힘줄을 제거하고 두껍게 칼집을 넣어 1장으로 벌려 소금 작은술 $\frac{1}{3}$, 술 큰술 1을 뿌려 둔다.

② 매실 장아찌는 씻어 염분을 제거하고, 열매를 다져 맛술 작은술 1를 뿌린다.

③ 오이는 세로 삼등분한 뒤 어슷썰어 소금 약간으로 가볍게 주물러

숨이 죽으면 물기를 짜 단식초에 담구어 둔다.

④①의 가슴살을 물기를 닦아내고 안쪽에 녹말가루를 엷게 뿌려 차조기 2장을 얹고 ②의 매실을 넣어 모양을 다듬어 로스터나 석쇠로 색이 나게 양면을굽는다.

⑤④를 먹기 좋게 썰어 ③의 오이를 곁들여 담는다.

소고기와 두부 조림

지방이 없는 소고기 얇게 썬 것을 두부와 함께 엷은 맛으로 살짝 조린 요리이다.

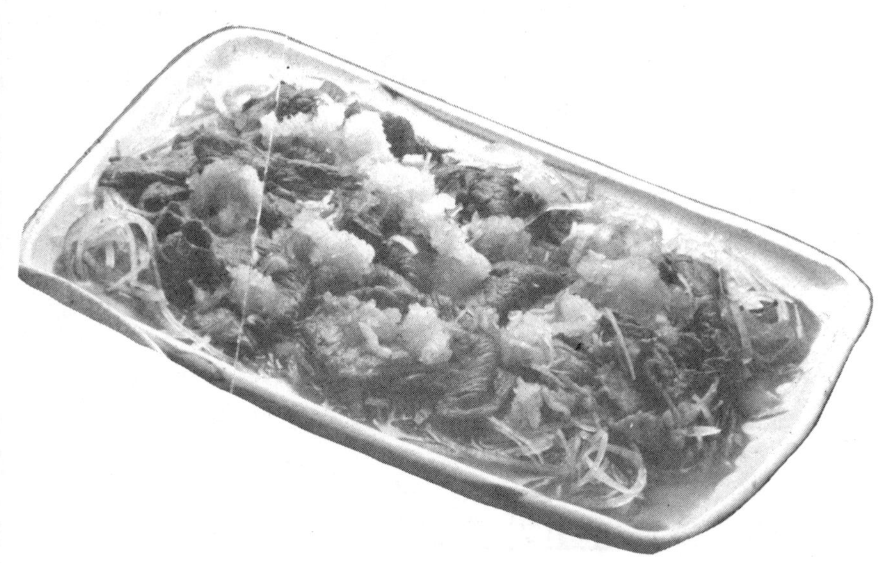

고기를 기름으로 볶은 다음 조리면 고기 표면이 단단해지므로 조림 국물 속에 고기를 직접 넣어 익힌다. 이렇게 하면 보다 부드러운 조림이 된다. 기름기 있는 얇은 고기를 이용할 경우는 환자인만큼 지방을 미리 제거하고 조리하도록 하자.

재료(4인분)

소고기 얇게 썬 것 200g, 두부 1모, 양파 1개, 당근 4㎝, 파 조금.

만드는 법

① 소고기는 한 입 크기로 썬다.

② 두부는 부드럽게 데쳐 1㎝ 크기로 썬다.

③ 양파는 얇게 썰고 파는 다진다. 당근은 1㎝ 폭으로 썰어 살짝 데쳐 둔다.

④ 냄비에 물 $\frac{2}{3}$컵, 설탕 큰술 $1\frac{1}{2}$, 간장 큰술 $4\frac{1}{2}$, 맛술, 술 각 큰술 1개를 끓여 소고기와 양파 반을 넣고 끓으면 불을 중불로 하여 거품을 제거한다.

⑥ 소고기가 익으면 당근, 두부 남은 양파 순으로 넣는다. 다시 끓으면 약한 불로 6분 정도 조린다.

⑦ 야채가 익으면 때때로 냄비를 흔들어 국물이 골고루 가도록 하면서 4~5분 조리고 두부에 맛이 배면 파를 뿌려 한번 더 조린다.

• 두부는 수분이 많아 으깨지기 쉬우므로 조릴 때는 미리 데쳐둔다.

무우를 얹은 소고기 요리

간 무우가 소화를 돕는다.

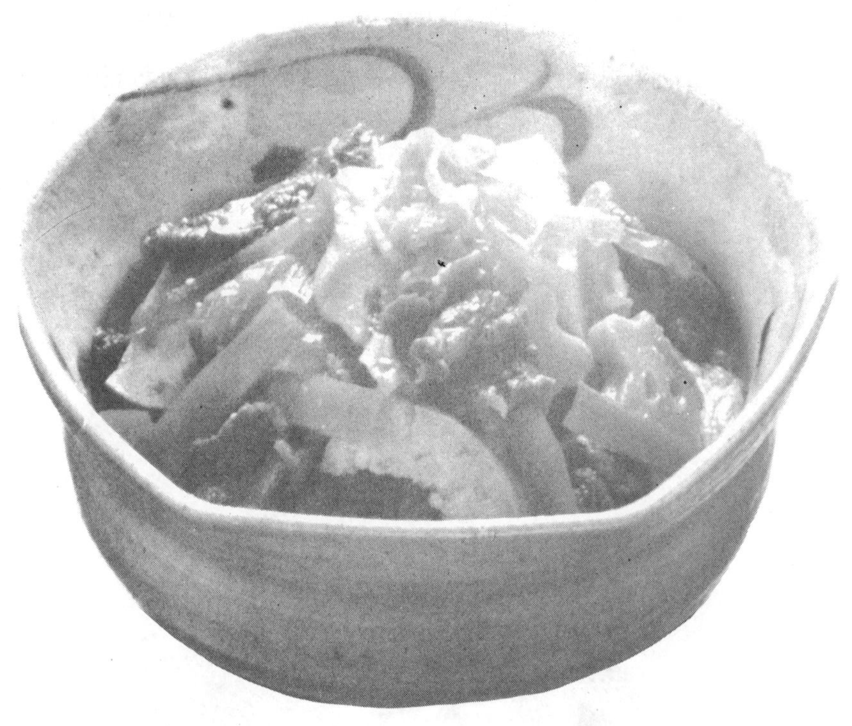

재료(4인분)

소고기 넓적다리 얇게 썬 것 300g, 무 간 것 약 1컵, 무, 오이, 다시마 각 5cm 생강, 파 조금.

만드는 법

① 술, 간장 각 큰술2, 식초 큰술1를 섞는다.

② 소고기는 다시마를 넣어 끓인 물에 살짝 넣었다 꺼내 ①의 $\frac{1}{3}$ 양을 뿌려 식힌다.

② 무와 오이는 닭고기 날개살 회(24페이지)와 마찬가지로 해서 접시에 깔고 고기를 얹고 다진 생강과 파를 뿌리고 무 간 것을 얹어 ①의 남은 것을 뿌린다.

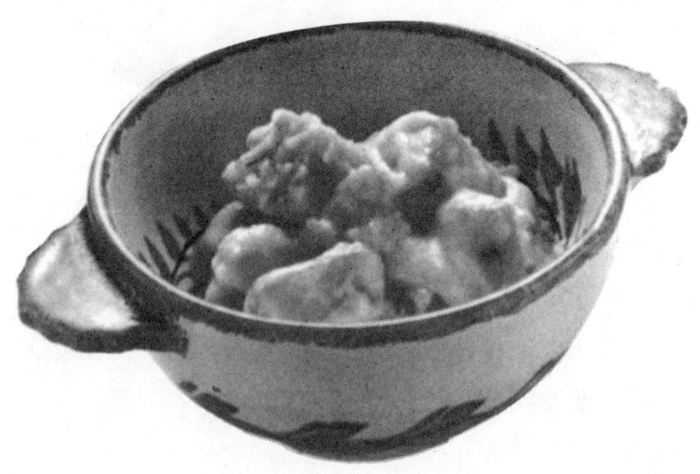

생선 반찬

고기와 함께 양질의 단백질원이다. 지방이 적은 흰살생선이나 작은 생선은 안심하고 먹을 수 있다. 고기나 생선이나 마찬가지로 단백질은 가열하면 굳고 소화가 어려워지므로 날 것으로 먹는 것이 제일이다. 단,겨자나 생강은 증상에 따라서는 사용할 수 없으므로 간장을 곁들여 먹도록 한다. 조개류로는 굴, 가공 식품으로는 어묵을 사용할 수 있다.

가자미 조림

가자미나 넙치 등은 지방이나 엑기스가 적으므로 안심하고 먹을 수 있는 생선이다.

재료(4인분)

정어리 작은 것 4마리 (1마리 150g 정도 되는 것), 솎아낸 채소 100g.

만드는 법

① 가자미는 꼬리에서 머리를 향해 비늘을 제거하고 안쪽(껍질이 흰쪽)에 칼집을 넣어 내장을 제거하여 소금물로 씻어 물기를 거두고 표면에 칼집을 넣어 잘 구워지게 해 둔다.

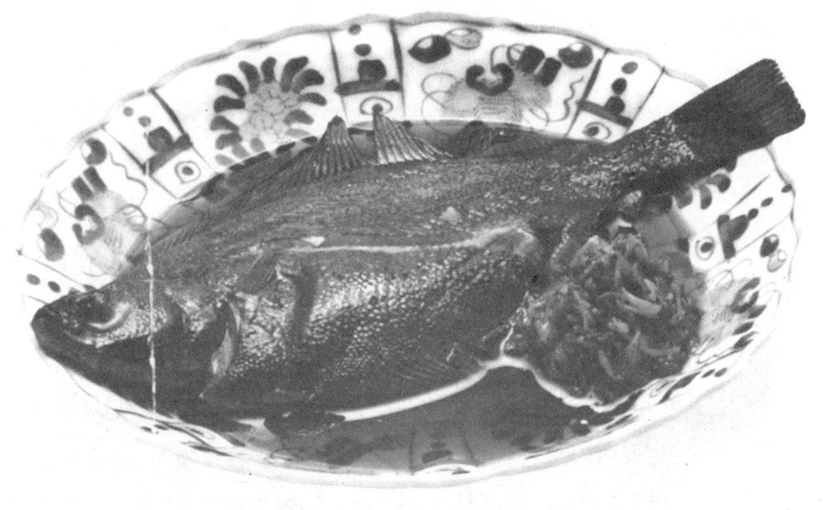

② 얇은 냄비에 물 $1\frac{1}{3}$ 컵, 설탕과 술 각 큰술1, 간장 큰술 4, 맛술 큰술 3을 섞어 불에 올려 국물이 체온 정도로 따뜻해지면 가자미 끝을 위로 오게 넣어 끓으면 약하게 불을 줄인다.

③ 때때로 국물을 끼얹어주면서 고기를 얹고 국물이 반 가까이 줄때까지 20분 정도 은근히 조린다.

④ 솎아낸 채소는 씻어 물기를 거두고,

③의 국물에서 한번 익혀 잘게 썰어 곁들인다.

• 생선을 조릴 때는 끓고 있는 물 속에 넣으면 생선 껍질이 벗겨져 보기 좋지 않으므로 조미료가 충분히 섞이고 사람 체온 정도가 되었을 때 넣는다. 잠시 그대로 줄여 생선이 조금 익기 시작했을 때 국물을 몇 차례 끼얹어 주면 깨끗하게 조려진다.

말린 생선구이 두 가지

신선한 생선을 사용하여 엷은 밑맛을 내 살짝 말렸다가 만든다. 기름에 타거나 짠 맛을 염려할 필요가 없고 맛도 각별하다.

계절에 따라 다르지만 말리는 시간은 반나절 정도를 기준으로 너무 오래 말리지 않는 편이 부드럽게 완성이 되고 소화도 잘 된다.

재료(4인분)

보리멸 4마리, 도미 2토막, 무우간 것 적당히.

만드는 법

① 보리멸은 머리를 잘라내고 배를 갈라 배의 뼈를 제거한다.

② 도미는 1토막을 4등분한다.

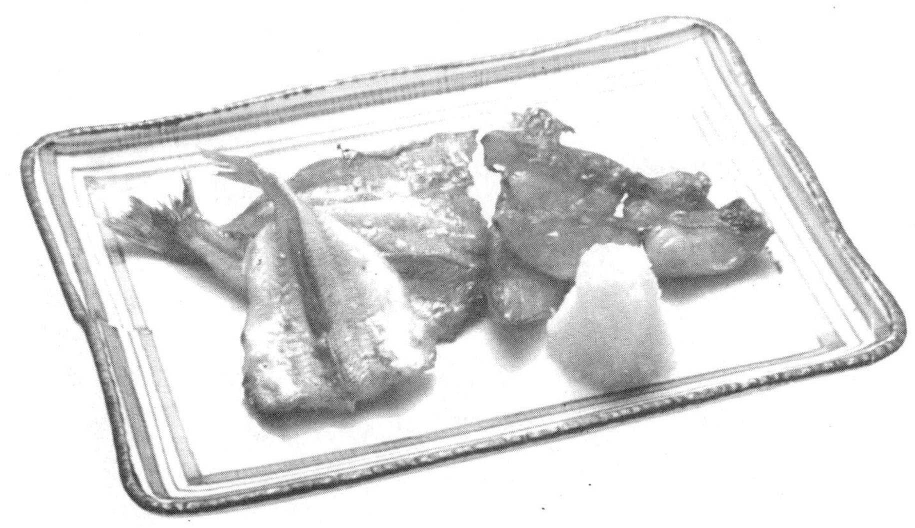

③ 맛술, 술 각 큰술 1, 소금 작은술 $\frac{1}{2}$ 을 섞어 ①과 ②를 넣고 국물을 끼얹으며 6~7분간 두어 밑맛을 낸다.

④ ③의 국물을 따라내고 3~4시간 정도 말린다.

⑤ 석쇠나 로스터로 ④의 생선을 구워 무우 간 것을 곁들인다.

• 말리면 맛있는 생선은 이 외에 전갱이, 고등어, 정어리 등 증상이나 기호에 따라 사용한다.

생선을 말릴 경우 파리가 많은 계절에는 생선을 펼쳐 놓고 그물 망을 덮고 고양이의 손길이 닿지 않도록 주의한다.

또 도중에 뒤집어 생선 양쪽에 골고루 바람이 닿도록 주의한다.

생선은 선도가 좋은 것을 선택하여 살짝 구울 것.

다시마로 맛을 낸 꼬치 고기

단백한 맛의 생선에 이번에는 다시마와 레몬의 풍미를 더했다. 겨자나 생강이 없어도 맛있게 먹을 수 있다.

재료(4인분)

꼬치 고기 큰 것 3마리, 다시마 20㎝, 레몬 $\frac{1}{2}$ 개, 레터스 조금.

만드는 법

① 꼬치 고기는 뼈를 제거하고 소금 작은술 1를 뿌려 20분 정도 두어 머리에서 꼬리로 껍질을 벗긴다.

② 다시마는 식초물로 불린 다음 ①의 생선을 나란히 놓고 감아 랩으로 싼 뒤 냉장고에 넣어 2~3시간 둔다.

③ 레몬을 반달 모양으로 썰고 레터스는 섬유를 잘라내고 채썰어 물에 담갔다 물기를 제거한다.

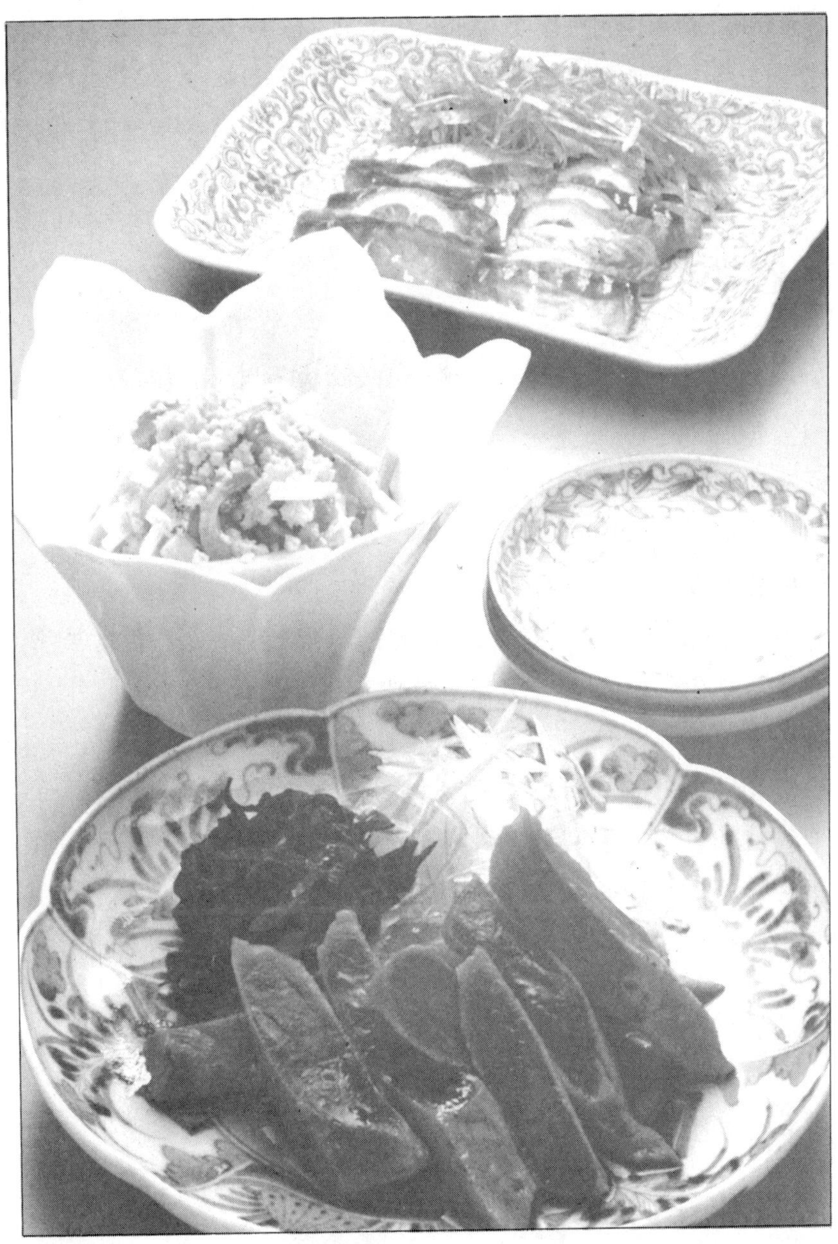

④ ②의 랩과 다시마를 벗겨내고 꼬치 고기는 4~5㎝ 길이로 자른뒤 폭을 반씩 나오게 하여 레몬과 교대로 그릇에 담는다.

• 레몬의 색과 향은 식욕을 자아내므로 색을 내거나 향을 낼 때 이용을 한다.

전갱이 야채 무침

전갱이는신선한 것은 구해 재빨리 식초에 담으면 엷은 맛이나 위를 자극하지 않는다.

재료(4인분)

전갱이 2~3마리(200ｇ), 참마 8㎝, 오이 1개, 계란 1개.

만드는 법

① 전갱이는 뼈를 제거하고 소금 작은술 1개를 뿌려 20분 정도 둔다. 수분을 제거하고 여분의 소금을 털어 내고 식초물(식초 3, 물1개 비율)에 담구어 1시간 정도 둔다.

② 참마는 막대 모양으로 가늘게 썰어 식초에 담군다.

③ 오이는 껍질을 벗겨 참마와 마찬가지로 썰어 소금을 조금 뿌려 잠시 두었다가 숨이 죽으면 물기를 짠다.

④ 계란은 설탕 작은술 1개를 넣어 잘 풀어 두툼한 냄비에서 젓가락 4~5개를 사용하여 저어 구워낸다.

⑤ 식초 큰술 2, 물 큰술 $\frac{1}{2}$ 설탕 작은술 1개를 잘 섞어 계란을 넣고 껍질을 벗겨 썬 ①의 전갱이,참마, 오이를 넣어 무친다.

참치 구이

참치의 붉은살을 살짝 구워내는 요리이다. 회와 다름없을 정도로 소화가 잘 되고 여분의 기름기를 제거하였으며 게다가 위생적이므로 안심하고 먹을 수 있다.

재료(4인분)

참치 붉은살 200g, 새순 4개, 미역 조금.

만드는 법

① 새순은 세로로 반 잘라 얇게 어슷썰기하고 물에 담구었다가 물기를 제거한다. 미역은 물에 불려 채썬다.

② 간장 큰술2, 식초 큰술 1, 술 큰술 $\frac{1}{2}$ 을 섞어 둔다.

③ 참치에 꼬치를 끼워 불에 표면색이 변할 정도로 구워낸다. 물기를 없애고 식혀 꼬치를 빼고 ②의 반을 뿌려 식힌다.

④ ③의 참치는 1㎝폭으로 썰어 그릇에 담고 ①의 새순을 곁들여 남은 ②를 뿌려 먹는다.

• 곁들이는 야채는 한가지면 왠지 쓸쓸하므로 두 가지 정도 곁들이는 것이 좋지만 증상에 따라 선택하는 것이 역시 좋을 것이다.

연어 종이말이 튀김

표고버섯이나 레몬 등의 향이 높은 야채를 곁들여 생선 비린내를 없애 먹도록 했다. 종이로 싼 뒤 튀기면 생선에 여분의 기름이 배지 않아 위에 부담이 되지 않는다.

재료(4인분)

연어 4토막, 표고버섯 2장, 피망 1개, 레몬, 파세리 각 조금, 파라핀지 사방 15㎝ 4장.

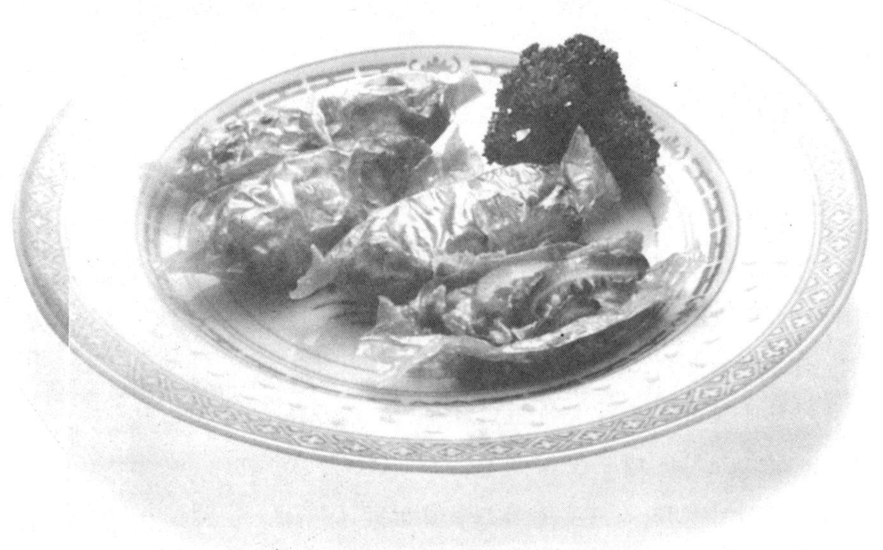

만드는 법

①연어는 냉장고에서 칼이 들어갈 정도로 녹인 뒤 껍질을 벗기고 길이를 반으로 잘라 두께에 칼을 넣어 반으로 자른다.

② 레몬은 얇게 4장을 썰어 즙을 짠다.

③ 그릇에 간장 큰술 $1\frac{1}{2}$, 술, 맛술, 레몬즙, 각 작은술 1개를 섞어 ①의 연어를 담아 해동될 때까지 둔다.

④ 표고버섯은 얇게 썰고 피망은 씨를 빼고 둥글게 얇게 썬다.

⑤ 파라핀지에 즙을 제거한 ③의 연어를 놓고 레몬과 ①의 야채를 넣어 말아 양쪽 끝을 꼬아 배 모양을 만든다.

⑥ 튀김 기름을 고온으로 데워 ⑤를 종이 째 넣고 떠오른 정도로 강한

불에 살짝 튀겨 기름기를 뺀다.

⑦ 그릇에 튀겨낸 연어를 담고 보기좋게 파세리를 곁들인다.

• 연어는 완전히 익지 않아도 먹을 수 있으므로 고온에서 재빨리 튀겨 기름이 지나치게 배지 않도록 한다. 증상이 심할 때는 곁들인 야채는 향기만을 즐기고 섭취하지는 않는다.

생선은 이 외에 넙치, 도미 등의 흰살 생선으로 만들어도 맛있다.

보푸라기 두 가지

만들어 주면 죽의 맛과 영양 보충에 도움이 된다.

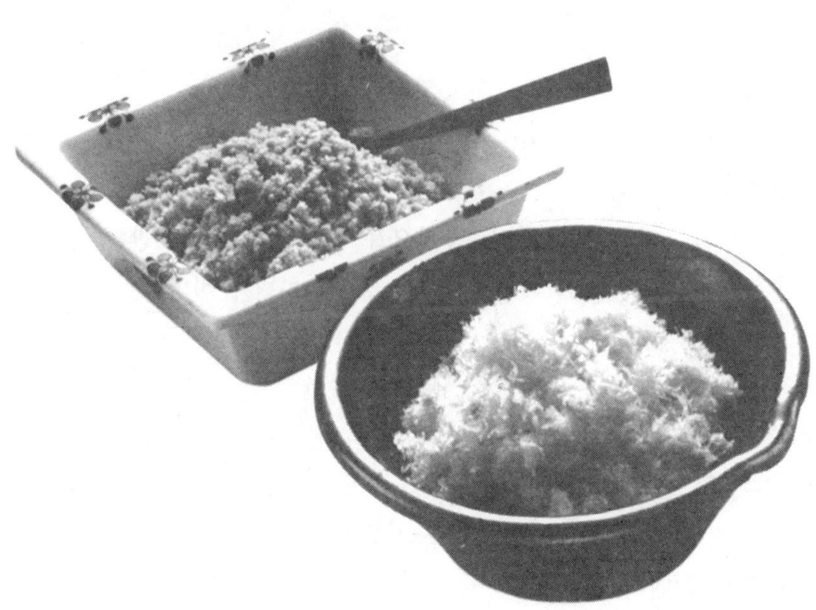

연어 보푸라기

재료

연어 1토막.

만드는 법

연어는 끓는 물에 2~3분 데쳐 껍질과 잔뼈를 제거하고 체에 바쳐 덩어리가 생기지 않도록 정성껏 친 다음 두꺼운 냄비에 담는다.

② 설탕 큰술 $1\frac{1}{2}$, 간장 작은술 $\frac{1}{2}$, 맛술 작은술 1, 소금 작은술 $\frac{1}{3}$은 조미하여 약한 불에 얹어 젓가락 4~5개를 사용하여 계속 저으면서 볶다가 가끔 냄비를 들어 아래위를 뒤집어 냄비 바닥에 눌지 않도록 한다.

③ 조금 수분이 남아 있을 때 불을 꺼 식힌다.

대구 보푸라기

재료

대구 2토막, 레몬 1조각.

만드는 법

① 대구는 레몬을 넣은 끓는 물에서 3~4분 데쳐 껍질과 잔뼈를 제거하고 손으로 살을 벗겨 행주에 싸 물 속에서 가볍게 비벼 씻어 물기를 제거하여 꼭 짠다.

② ①을 체에 바친 뒤 두꺼운 냄비에 담아 설탕 큰술 $2\frac{1}{2}$, 술 큰술 1 / 2로 조미하여 연어 보푸라기를 만드는 요령으로 볶는다.

③ 대구가 부실부실하면 맛을 보아 소금 작은술 $\frac{1}{4}$ 정도를 넣고 냄새가 날아간 식초 작은술 $\frac{1}{2}$을 넣어 더 볶아준다. 식힌 뒤에 뚜껑이 있는 용기에 담아 낸다.

계란 반찬

대부분의 영양소를 갖추고 있고 맛에 변화를 주기 쉬운 계란은 1일 1회는 섭취하는 것이 좋다. 소화가 가장 잘 되는 것은 반숙이다. 삶을 때나 찜을 할 때는 반만 익은 것을 사용하고 전부 익히면 여러가지 요리를 먹을 수 있다. 신선한 것을 선택하면 지나치게 가열하지 않는 것을 원칙으로 한다.

계란탕

노란자도 흰자도 가장 소화가 잘 되는 부드러운 반숙 상태로 완성하는 계란탕이다.

재료(4인분)

계란 4개, 꼬투리째 먹는 강남콩 조금, 녹말가루 조금.

만드는 법

① 계란은 60~70도의 온도를 유지하는 더운 물에 담아 40분 정도 둔다.

② 껍질째 먹는 강남콩은 색이 살도록 데쳐 채썬다.

③ 다시국물 2컵, 간장 큰술 $1\frac{1}{2}$, 맛술과 술 각 큰술 1, 소금 작은술

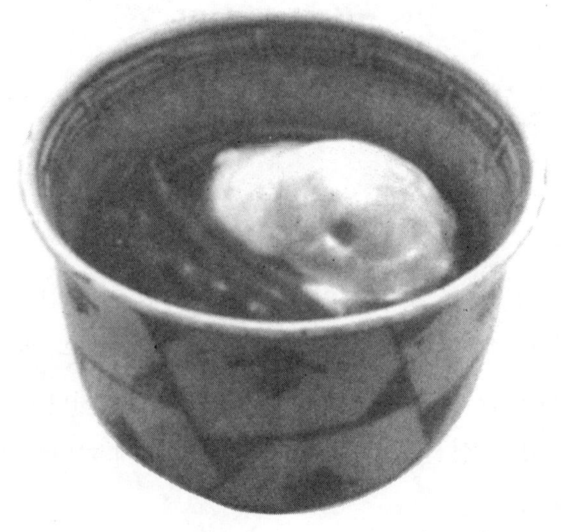

$\frac{1}{3}$ 을 섞어 끓여 녹말가루를 물로 풀어 넣어 걸죽하게 만든다.

④ 그릇에 계란을 깨넣고 껍질째 먹는 강남콩을 넣어 ③의 국물을 담는다.

• 60도~70도의 온도를 유지하기 위해서는 더운물이나 보온 밥통을 이용하면 편리하고 전기밥솥이나 런치박스의 경우는 80도 정도로.

계란찜

재료(4인분)

계란 4개, 감자 1개, 당근 2㎝, 오크라 2개, 녹말가루 작은술 1.

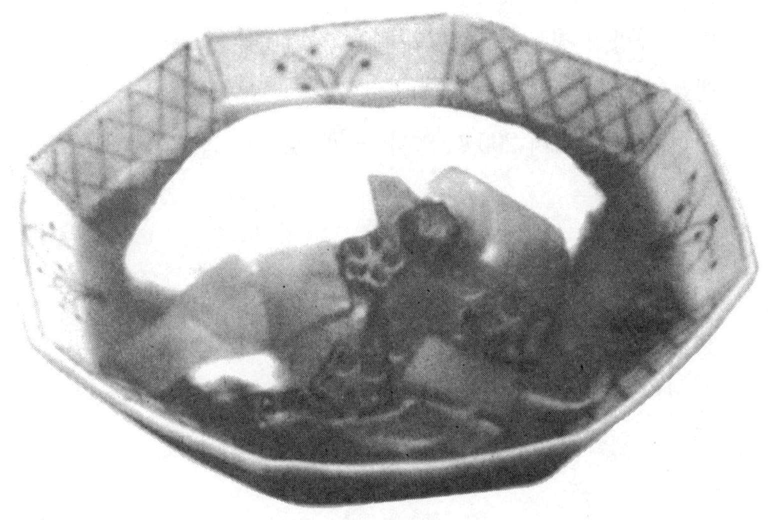

만드는 법

① 감자는 얇게 사각썰기를 하고 당근은 반달 썰기, 오크라는 작게 썬다.

② 다시국물 $1\frac{1}{2}$컵으로 감자와 당근을 조려 부드러워지면 간장과 맛술을 각 큰술 2개 넣어 조미하여 한번 더 조리고 오크라를 넣어 배가 되는 양의 물로 녹말 가루를 풀어 걸죽함을 낸다.

③ 물 6컵에 식초 큰술1, 소금 작은술1을 넣어 끓인다.

④ 계란은 1개씩 작은 접시에 깨③에 살짝 넣어 불을 줄여 중불에서 흰자로 노른자 주위를 감싸게 하여 대충 익혀 그릇에 담아 ②를 붓는다.

간 오믈렛

빈혈 예방에 철분이 많은 간을 넣은 오믈렛이 좋다.

재료(4인분)

계란 3개, 닭 레버 200g, 양파 $\frac{1}{2}$개, 토마토 작은 것 1개, 그린 아스파라가스 4개.

만드는 법

① 간은 6~7분 데쳐 잘게 다진다.

② 양파와 껍질을 벗긴 토마토도 다진다

③ 버터 큰술 1개로 양파와 간을 볶고 양파가 투명해지면 $\frac{1}{3}$을 덜어

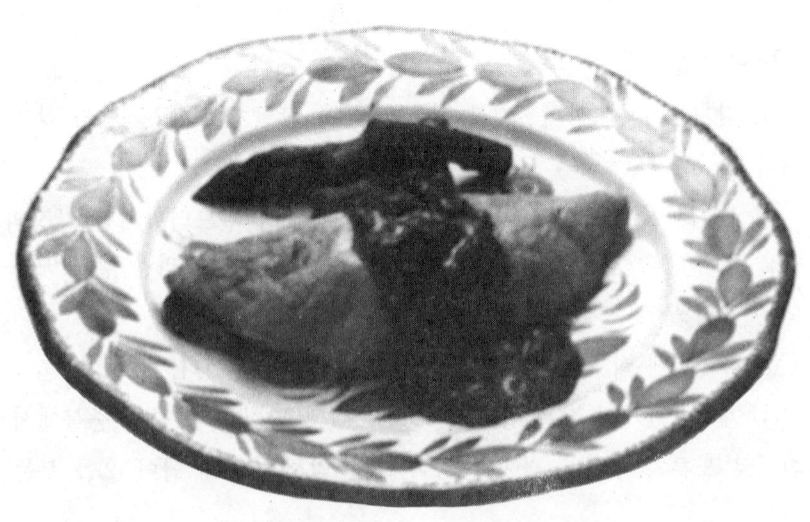

내고 토마토를 넣어 한번 더 볶고 소금 작은술 $\frac{1}{2}$ 후추 조금으로 조미하여 식힌다.

④ 계란은 풀어서 버터 큰술 $\frac{1}{2}$을 넣은 후라이팬에 $\frac{1}{4}$의 양을 부어 저어 반숙 정도가 되면 ③의 $\frac{1}{4}$ 양을 내용물로 넣어 접어 모양을 다듬는다. 마찬가지로 4개를 굽는다.

⑤ ③에서 나누어 낸 것에 물 큰술 3, 술 큰술 1, 간장, 된장 각 작은술 1개를 넣어 끓여 계란 위에 뿌려 데쳐 먹기 좋게 썬 그린 아스파라가스를 곁들인다.

계란 덮은 오가리

야채를 엷은 맛으로 부드럽게 익힌 뒤 계란을 덮은 것. 통증이 있을 때는 껍질째 먹는 강남콩은 제외한다.

재료(4인분)

계란3개, 감자 1개, 당근 4㎝, 오가리 30g, 껍질째 먹는 강남콩 5~6개.

만드는 법

① 감자와 당근은 나박썰기를 하고 감자는 물에 담군다.

② 오가리는 소금으로 비벼 씻은 뒤 2~3분 데쳐 3~4㎝ 길이로 썬다.

③ 껍질째 먹는 강남콩을 살짝 데쳐 어슷썰어 반으로 자른다.

④ 얇은 냄비에 물 1컵, 간장 큰술 $3\frac{1}{2}$, 맛술 큰술 2, 설탕 작은술은 섞어 감자, 당근, 오가리를 넣고 끓으면 불을 약하게 하여 4~5분 조린다.

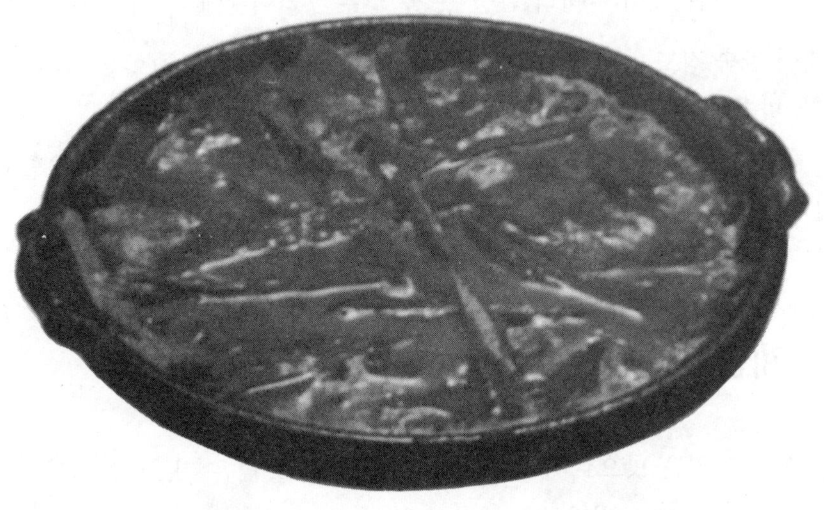

⑤ 야채가 부드러워지면 껍질째 먹는 강남콩을 넣고 풀어 놓은 계란을 전체적으로 넣고 반숙 정도가 되면 뚜껑을 덮고 불을 꺼 기호에 따라 익혀 먹는다.

• 작은 냄비를 사용하여 1인분씩 만들면 증상에 맞추기 쉽다.

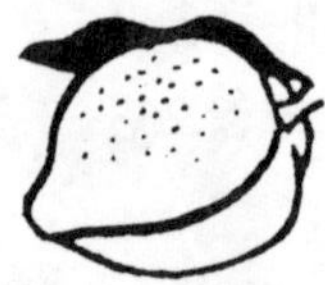

두부 반찬

두부는 가열하지 않아도 먹을 수 있지만 한번 데친 다음 사용하도록 하자. 또 슈퍼 등에서 살 때는 선도에 주의한다.

두부 볶음

기름을 사용하지 않고 볶는다. 계란과의 콤비로 양질의 단백질을 듬뿍 섭취할 수 있다.

재료(4인분)

두부 1모, 닭고기 가슴살 2개, 계란 1개, 당근 4㎝, 생표고버섯 1개, 파 10㎝, 푸른잎 채소 조금.

만드는 법

① 두부는 데쳐 행주에 싸 물기를 짜 곱게 부순다.

② 가슴살은 힘줄을 빼고 칼로 잘게 다지고 당근은 짧게 채썰고 표고버섯과 파는 다진다.

③ 간장 큰술 $3\frac{1}{2}$, 설탕, 맛술, 술 각 큰술 1개를 넣어 끓여 가슴살을 넣어 저으면서 끓여 익으면 당근, 표고버섯을 넣고 약한 불로 1~2분 볶는다.

④ 두부, 파를 넣어 젓가락 4~5개를 사용하여 계속 저으면서 3~4분 볶고 계란을 풀어 넣어 불을 끄고 약한 불로 서로 섞는다. 푸른잎 채소를 다져 색을 꾸민다.

납두 두부

대두 제품 중에는 두부에 이어 소화가 잘 되는 납두(納豆)를 얹어 식혀 먹는다. 색스럽게 얹는 채소는 조금만 곁들인다.

재료(4인분)

두부 2모, 납두 1포, 큰대파, 푸른잎 채소 8개.

만드는 법

① 두부는 물에 넣어 살짝 데쳐 물기를 제거하고 식힌다.

② 대파는 잘게 썬다.

③ 납두는 칼로 잘게 다져 ②와 소금 작은술 $\frac{1}{3}$을 넣어 가볍게 섞는다.

④ ①의 두부는 먹기좋게 썰어 푸른잎을 깐 그릇에 담고 ③의 납두를 등분하여 얹는다. 두부에 납두를 얹듯이 해서 먹는다.

• 대파는 증상에 따라 넣는 분량을 조절한다.

두부 튀김

무우 간 것이 튀김의 소화를 돕는다.

재료(4인분)

두부 큰 것 1모, 새우 5마리, 당근 5㎝, 목이버섯 5개, 감자 40g, 파

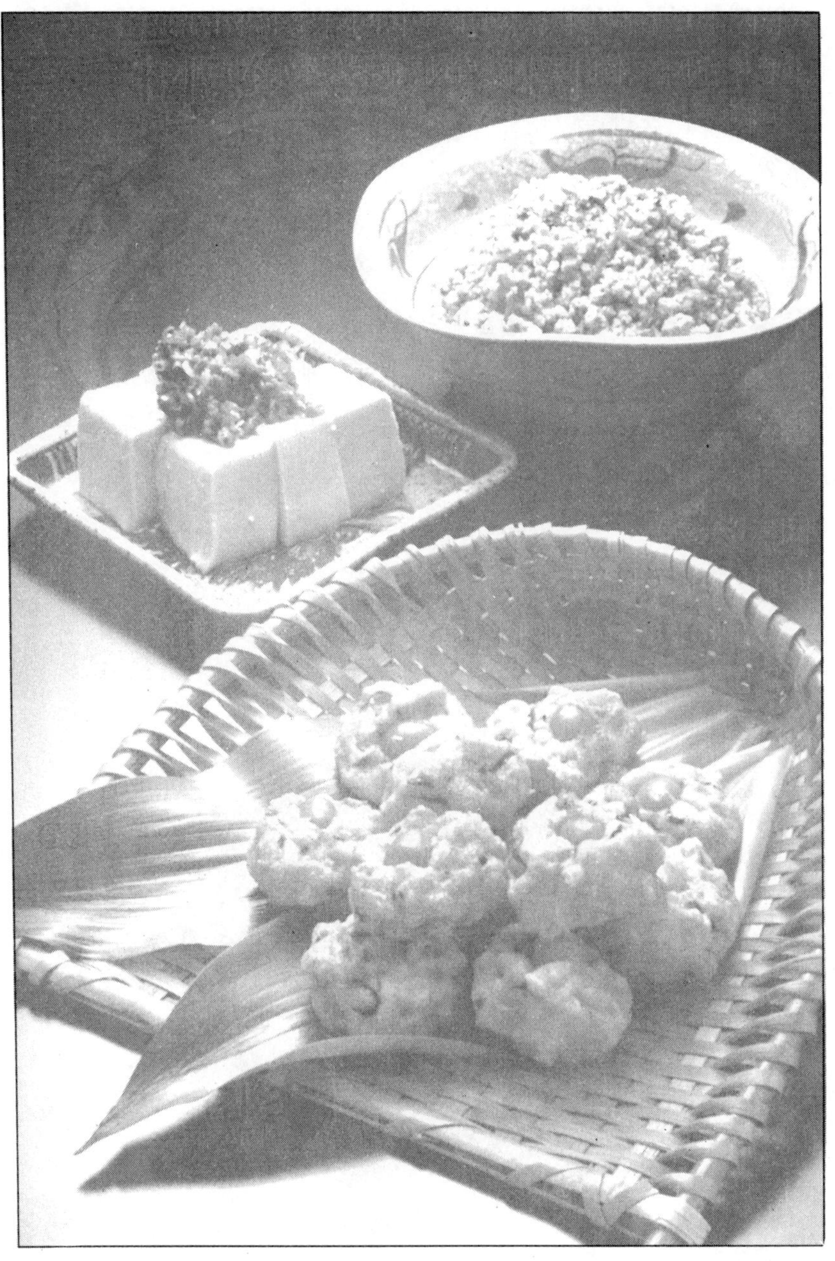

5㎝, 데친 완두콩 12개, 계란 1개, 무우 간 것 적당히.

만드는 법

① 두부는 도마 두 개 사이에 끼워 물기를 빼 행주로 짠다.

② 새우는 등껍질을 벗기고 데쳐 반으로 자른 뒤 잘게 썬다.

③ 당근, 물에 불린 목이버섯은 짧게 채썰고 파는 다진다.

④ ①의 두부는 체에 바치고 감자를 삶아 체에 받쳐 계란, 소금 작은술 $\frac{1}{2}$을 넣어 섞어 ②와 ③을 섞는다.

⑤ ④를 12등분의 평평한 모양으로 둥글게 만들어 중앙에 강남콩을 넣고 고온으로 달군 튀김 기름으로 엷은 색이 나도록 튀긴다. 무우 간 것을 곁들여 먹는다.

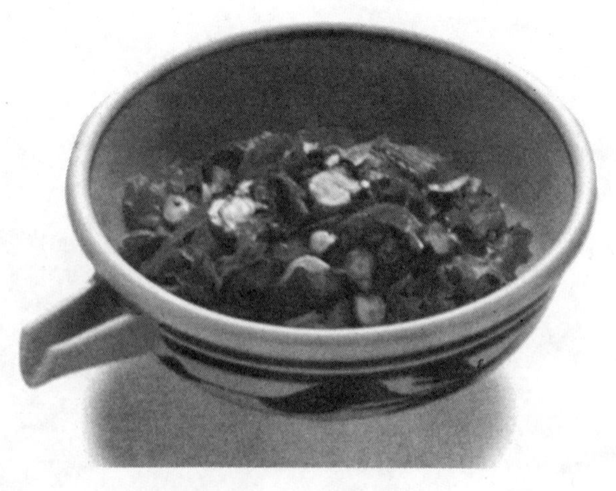

콩 반찬

두류는 단단한 껍질을 벗기면 어떤 종류든 먹을 수 있다. 회복기에는 특히 양질의 단백질을 되도록 많이 먹는 것이 바람직하므로 콩 중에서도 밥의 고기라고 불리우고 있는 대두나 대두 가공품을 되도록 이용하자.

두류는 부드럽게 되기까지 시간이 걸리므로 한 번에 많이 익혀 1회분씩 나누어 냉동 보관해 두면 좋다.

콩버거

부드럽게 삶은 뒤 껍질을 벗기고 반으로 으깬 대두로 만든 햄버거. 고기 이상으로 소화도 영양가도 좋다.

재료(4인분)

대두 1컵, 계란 1개, 양파1개, 토마토 2개, 양배추 3~4장, 생크림 큰술 4, 빵가루 $\frac{1}{2}$컵.

만드는 법

① 대두는 3배 양의 물에 담구어 5~6시간 두고 그대로 불에 얹어 끓으면 불을 약하게 줄이고 언제나 물이 콩을 덮을 정도가 되도록 주의하면서 손가락으로 으깰 수 있을 정도로 부드럽게 될 때까지 삶는다.

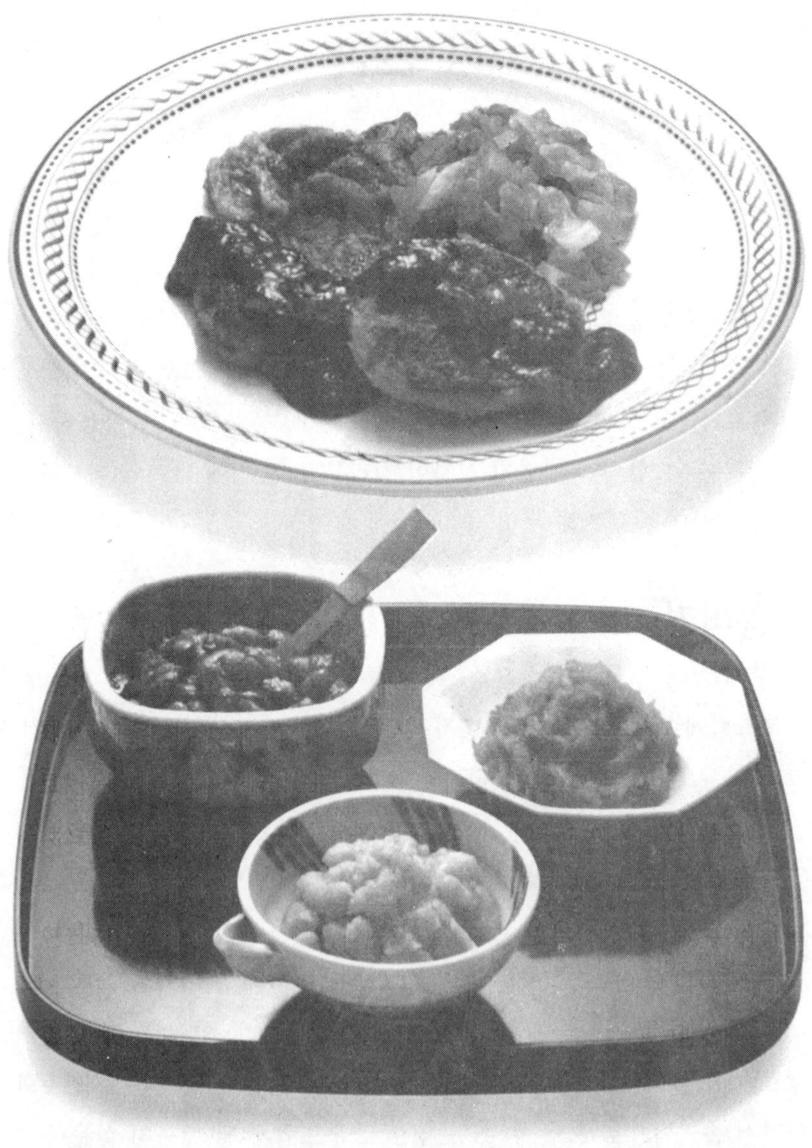

②①의 대두는 껍질을 벗겨 으깬다.

③ 양파는 다져 기름 큰술 1개로 볶고 식으면 ②를 넣어 계란, 생크림, 소금 작은술 $\frac{1}{2}$, 빵가루를 섞어 둥근 모양으로 만들어 밀가루를 살짝 씌운다.

④ 토마토 1개는 껍질을 벗겨 다지고 버터 큰술 1개로 볶아 캐찹 큰술 2, 물 큰술 1, 간장 작은술 2개를 넣어 조린다.

⑤기름 큰술 $1\frac{1}{2}$을 넣어 달구어 ③의 양면을 굽고 그릇에 담아 ④의 소스를 얹는다.

⑥ 양배추는 데쳐 잘게 썰고 나머지 토마토는 대충 썰어 씨를 빼고 밀가루를 뿌려 기름으로 볶아 가볍게 소금 후추를 쳐 ⑤에 곁들인다.

조림 콩 세 가지

단맛을 억제하고 부드럽게 삶아 껍질을 벗긴 직접 만든 것이라면 안심하고 먹을 수 있다.

삶은 완두콩 메쉬

재료

완두콩 2컵, 중조 작은술 $\frac{2}{3}$.

만드는 법

① 콩은 3배의 물에 담구어 5~6시간 두었다가 중조를 넣어 불에 올려 끓으면 국물을 버리고 새로 3배의 물을 부어 끓으면 다시 따라내고 다시 물을 부어 3~4회 삶아 낸다.

②대두의 요령으로 1시간 정도 삶아 국물을 따라 내고 그 국물 $\frac{1}{2}$컵, 설탕 2컵, 소금 조금으로 조미하여 약한 불로 은근히 삶아낸다.

흰 반점 있는 엷은 갈색콩 조림

재료

흰 반점이 있는 엷은 갈색콩 2컵.

만드는 법

①의 콩은 3배에 물에 담구어 한번 데쳐 부드러워질 때까지 삶아 껍질을 벗긴다.

② 설탕 2컵을 2~3회에 걸쳐 넣고 10분 정도 조려 간장 큰술 1개를 넣고 한 번 더 조린다.

강남콩 조림

재료

강남콩 2컵.

만드는 법

①콩은 3배의 물에 담구어 한번 데쳐 내고 부드럽게 삶아 설탕 $1\frac{1}{2}$컵 소금 약간을 넣어 조린다.

② ①을 으깨고 껍질은 되도록 보이는대로 제거한다.

유제품 반찬

우유는 양질의 단백질과 유화지방을 함유하고 있고 위산을 중화시켜 위벽을 보호하는데 도움이 되는 이상적인 식품이다. 찬 그대로 마시는 것 보다 사람 체온 정도로 따뜻하게 데우거나 화이트 소스를 만들어 요리속에 넣는 편이 위에 자극을 덜 준다.

특히 화이트소스를 사용한 요리는 소량으로 고칼로리, 고단백질을 얻을 수 있으므로 음식 섭취를 적게 하는 사람에게 권할 만한 요리이다.

고기 완자 무우청 스튜

4인분으로 간 고기 200g과 양파 $\frac{1}{2}$개, 계란 작은 것 1개, 빵가루 큰술 5, 소금 작은술 $\frac{1}{3}$을 반죽하여 완자 모양으로 빚는다. 기름 큰술 1개에 양파 8개, 먹기 좋게 썬 작은 무우청 200g과 당근 100g을 볶는다 버터 큰술 2개를 더해 밀가루 큰술 3개를 넣어 물 2컵으로 잘 풀어 완자를 넣고 15분 끓인다. 우유 2컵에 스킴밀즈 60g을 섞어 넣고 소금 작은술 $\frac{2}{3}$로 맛을 내 데친 무우청 잎을 넣어 보기좋게 완성한다.

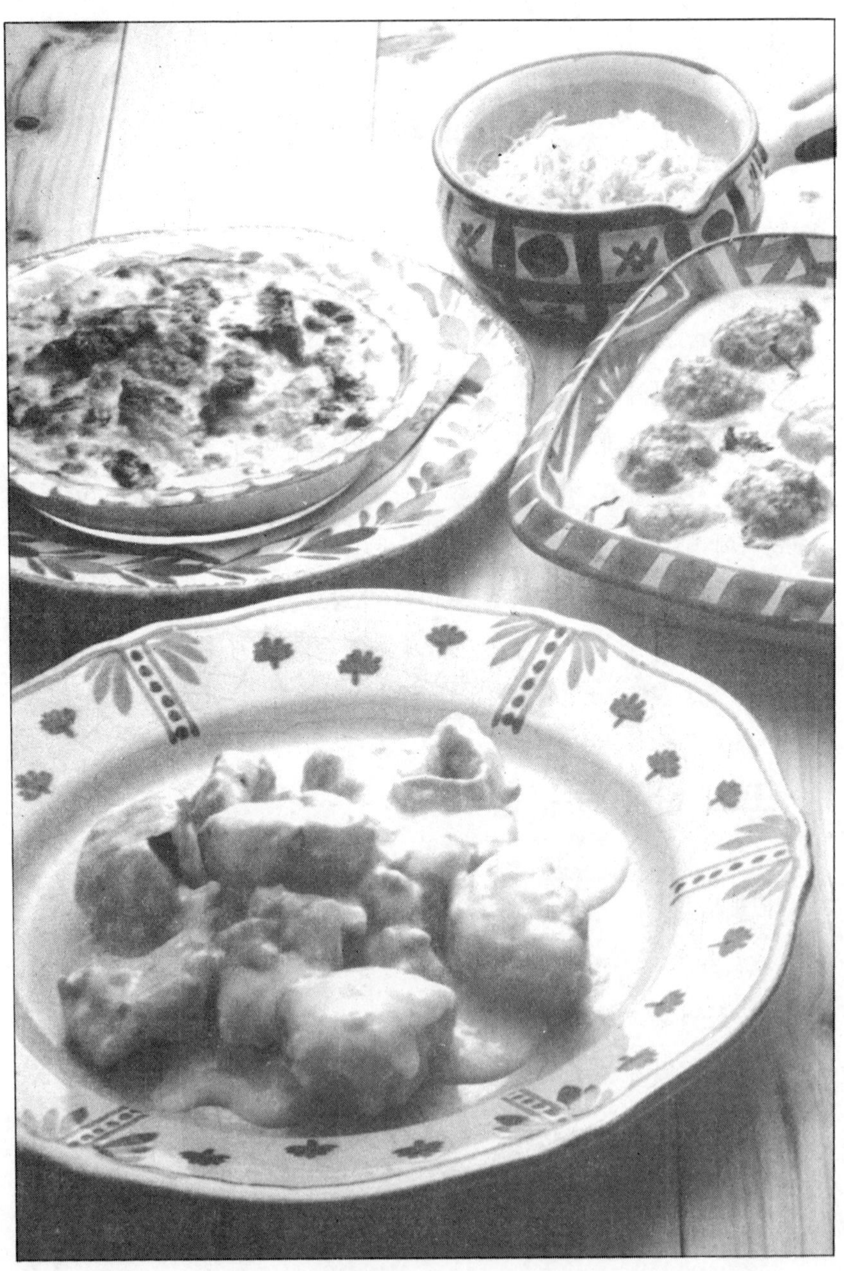

흰살 생선과 시금치 그라탕

재료(4인분)

대구 3토막, 시금치, 레몬 1토막, 우유 4컵, 가루 치즈 소량.

만드는 법

① 대구는 2~3㎝ 두께로 얇게 썰어 레몬을 넣은 끓는 물에 데쳐 껍질과 뼈를 제거한다.

② 화이트 소스를 만든다. 버터 큰술 4개와 밀가루 큰술 4개를 볶아 우유로 풀어 소금 작은술 1, 후추 소량으로 조미한다.

③ 그라탕 접시에 ②를 조금 깔고 데친 시금치와 ①을 ②로 무쳐 넣고 가루 치즈를 넣어 굽는다.

닭고기 호박 크림찜

4인분 닭고기 넓적다리살 200g을 준비하여 껍질과 여분의 기름기를 제거하고 양면에 잘게 칼집을 넣어 한 입 크기로 잘라 양파즙 큰술 1개를 볶아 기름 큰술 $1\frac{1}{2}$로 볶는다. 표면이 굳어 단단해 지면 한 입 크기로 잘라 살짝 데친 호박 400g을 넣어 한 번 볶고 버터 큰술 2개를 넣어 밀가루 큰술 3개를 뿌려 넣는다. 물 1컵과 우유 2컵을 넣어 소금 작은술 1개로 조미하여 고기가 완전히 익도록 한 다음, 생크림 큰술 4개를 넣는다.

야채 반찬

야채는 섬유가 많아 위에 부담을 주기 쉽지만 비타민이나 미네랄을 공급하여 몸의 상태를 정비하는 작용이 있으므로 빼 놓을 수 없다. 야채 중에서도 유색 야채는 비타민 A의 모체인 카로틴을 함유하고 있으므로 반드시 섭취해야 할 것이다. 부드럽게 데치거나 속을 긁어내거나 또는 섬유에 직접 칼을 대어 잘게 써는 등의 연구로 위에 부담을 덜 주면 대부분의 야채를 먹을 수 있다.

레터스와 오징어 무침

오징어는 소량을 잘 씹어 먹으면 걱정할 것 없다.

재료(4인분)

데친 오징어 다리 2개(150 g), 레터스 $\frac{1}{2}$ 개, 생강 조금.

만드는 법

① 오징어는 끓는 물에 넣어 약한 불에서 1~2분간 데쳐 굵은 부분은 2~3등분 한 다음 가늘게 썰어 식초, 술, 간장 각 작은술 1개를 넣어 무친다.

② 레터스는 손으로 자른다.

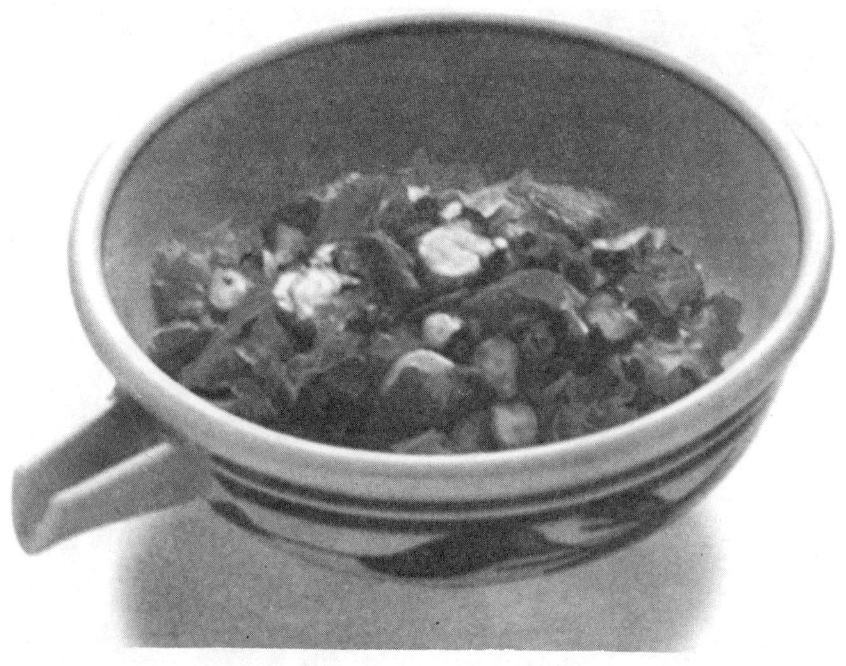

③ 식초 큰술 $\frac{1}{2}$, 간장 큰술 2, 설탕 작은술 2, 생강즙 소량을 섞는다.
④ ①과 ②를 섞어 그릇에 담고 ③을 얹는다.

익힌 야채 세 가지

야채는 불을 대면 양이 줄어 많이 먹을 수 있다.

피망 구이

재료(4인분)

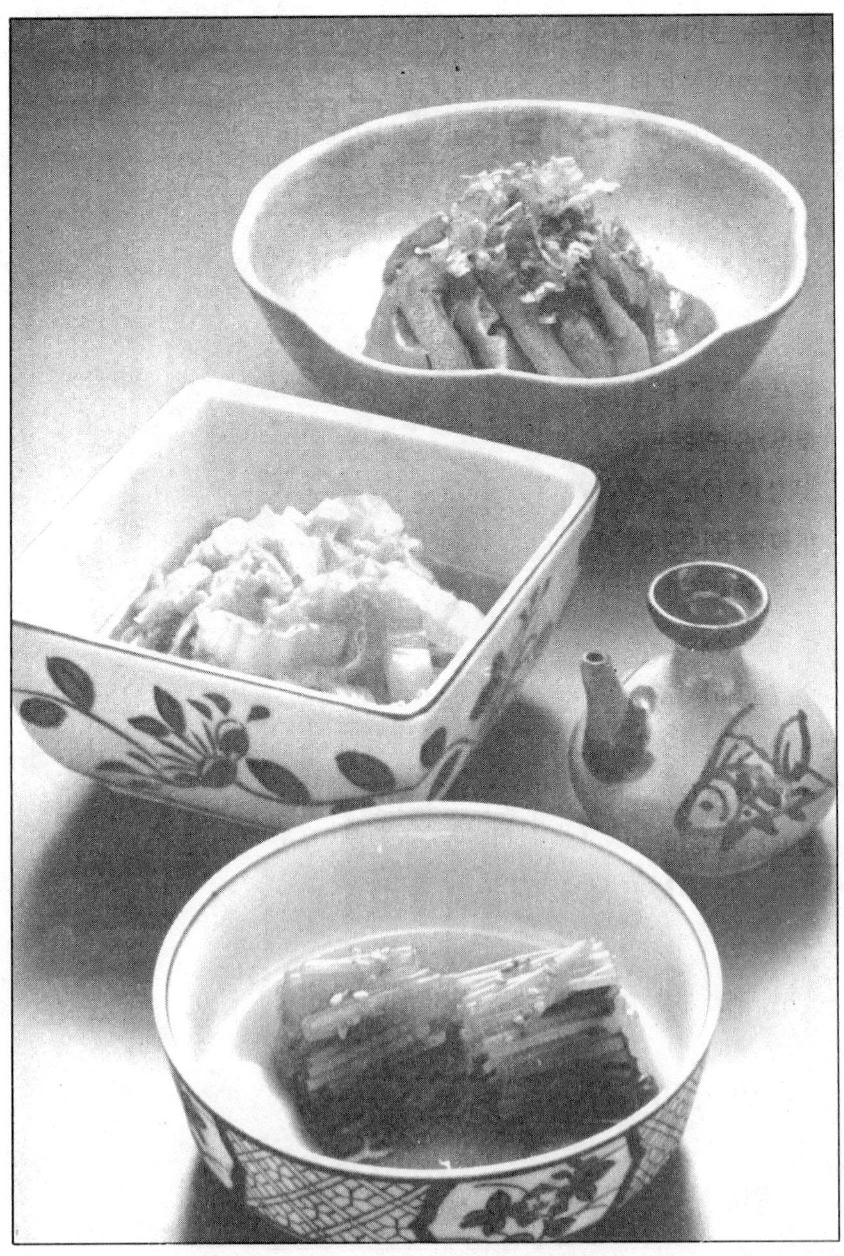

피망 100g, 가다랭이 조금.

만드는 법

① 피망은 그대로 구워 엷게 색을 내 세로로 8토막 내 씨를 뺀다.

② 환자인 사람은 얇게 껍질을 벗기고 그 가족은 그대로 담아 간장에 찍어 먹는다.

배추 데침

재료(4인분)

배추 5~6장, 유부 1개.

만드는 법

① 배추는 숨이 죽게 데쳐 가늘게 썬다.

② 유부는 데쳐 채썬다.

③ 물 큰술 2, 간장 큰술 $2\frac{1}{2}$에,

술 큰술 1개를 넣어 끓여 배추를 넣고 1분 정도 끓여 배추잎과 ②를 넣고 1~2분 끓인다.

미나리 데침

재료(4인분)

미나리 300g, 깨 소량.

만드는 법

① 다시마 국물 큰술 3, 간장 큰술 $1\frac{1}{2}$, 술 작은술 1개를 넣어 끓여 식힌다.

② 시금치는 살짝 데쳐 3㎝ 길이로 썰어 ①을 얹고 깨를 뿌린다.

당근과 쑥갓 흰깨 무침

푸른 야채도 데치는 것만이 아니고 흰깨로 무쳐 단백질을 프러스한다.

재료(4인분)

쑥갓 200g, 당근 작은것 1개, 두부 1모, 흰깨 큰술 4.

만드는 법

① 쑥갓은 데쳐 1.5㎝ 길이로 썰고 간장 작은술 1개를 넣어 물기를 짠다.

② 당근은 나박썰기 하여 물 $\frac{1}{3}$컵, 설탕 작은술 1, 간장 큰술 1개의 즙으로 2~3분 끓여 그대로 두어 맛이 배게 한다.

③ 두부는 물에 데쳐 행주로 싸 물기를 짠다.

④ 깨는 향기롭게 절구에 빻아 ③의 두부, 설탕 큰술 1, 소금 작은술 $\frac{1}{2}$을 넣어 섞는다.

⑤ ①과 즙을 따라낸 ②를 ④로 무친다.

• 아스파라가스나 브로컬리 등도 흰 깨로 무치면 맛있다.

5색 조림

치료 중인 사람은 밥 못지 않게 반찬에도 신경을 써야 위를 안심할 수 있다.

재료(4인분)

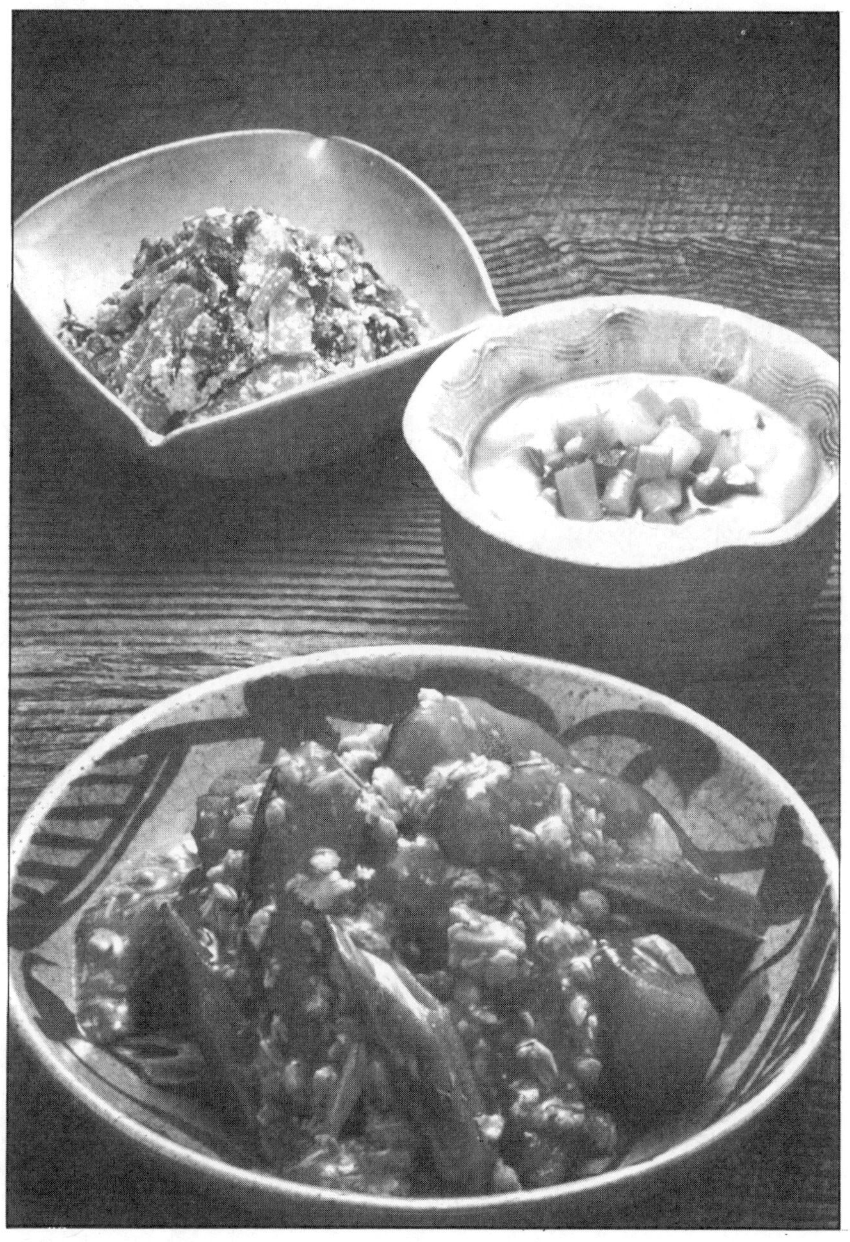

감자 250g, 계란 1개, 무청 작은 것 2개, 표고버섯 2장, 당근 3㎝, 껍질째 먹는 강남콩 2~3개, 닭고기 가슴살 2개.

만드는 법

① 표고버섯은 물 2컵에 담아 불리고 가슴살은 힘줄을 제거하고 껍질째 먹는 강남콩은 데치고 당근, 무청과 함께 1㎝로 썬다.

② 표고버섯 불린 물을 국물로 해서 가슴살을 넣어 한 번 끓여 내고 표고버섯, 당근, 무청의 순으로 넣어 간장 큰술 $3\frac{1}{2}$, 맛술 큰술 $1\frac{1}{2}$로 조미하고 끓으면 약한 불로 야채가 부드러운 질 때까지 끓여 껍질째 먹는 강남콩을 넣어 살짝 익혀 식힌다.

③ 감자는 삶아 계란 ②의 국물 조금을 넣어 섞어 그릇에 담는다.

④ ③의 중앙에 ②를 넣고 국물을 담아 무치면서 먹는다. 가족들은 밥에 얹어 먹어도 좋다.

호박조림

부드럽게 익힌 호박은 소화가 잘 되므로 비타민 A의 보급원으로 이용하도록 하자.

재료(4인분)

호박 작은 것 $\frac{1}{2}$개(600g), 닭고기 날개살 150g, 오츠라 6개, 녹말가루 조금.

만드는 법

① 호박은 씨와 껍질을 제거하고 3㎝폭으로 썬다.

② 닭 날개살은 껍질과 여분의 기름기를 제거하고 칼로 잘게 썬다.

③ 작은 냄비에 물 1컵, 설탕, 맛술 각 큰술 2, 엷은 간장 큰술 3, 간장

큰술 1개를 끓여 ②를 넣고 거품을 거두어 내고 약한 불에서 젓가락으로 저으면서 익힌다.

④ 다른 냄비에 호박과 ③의 $\frac{2}{3}$양을 넣고 물을 자작자작하게 부어 설탕 큰술1개, 소금 작은술 $\frac{1}{2}$로 조미하고 약한 불에 뚜껑을 덮고 10분 정도 끓인다.

⑤ 오크라는 살짝 데쳐 어슷썰기 한다.

⑥ ④의 호박이 푹 익으면 남은 ③과 오크라, 물에 푼 녹말가루를 넣어 약간 걸죽하게 완성한다.

• 호박은 껍질을 제거하지 않고 사용할 수도 있다.

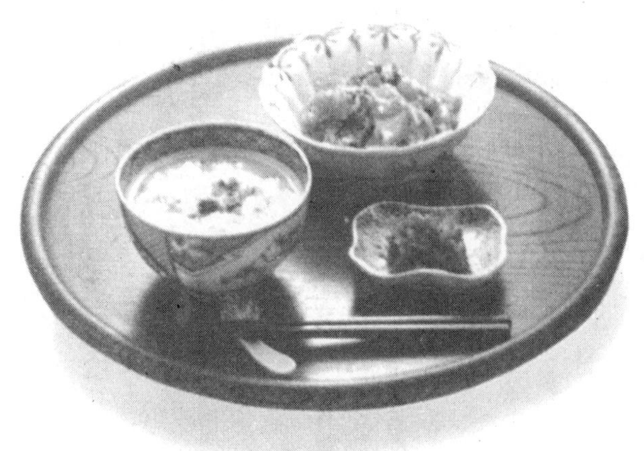

남편을 위한 출근 도시락

아침과 저녁 식사에 신경을 써도 낮에 음식점에서 대강 때우는 식이 되어서는 보람이 없다. 맛이나 영양 밸런스가 잡힌 도시락은 식이 요법에 있어서 빼 놓을 수 없는 것이다. 증상을 완화시키기 위해서는 반찬은 싱겁고 간은 약하게 하도록 연구하도록 하자

밥을 좋아하는 사람에게

벤자리는 구우면 감촉도 소프트하고 식어도 맛이 변하지 않는다. 야채는 부드럽게 익히거나 껍질을 벗겨 소화가 잘 되도록 한다.

여름철에는 식욕 증진과 풍요로운 기분을 내기 위해 작은 매실 한 개를 넣어도 좋다.

벤자리 구이

만드는 법

① 벤자리 반마리(80ｇ)는 2~3 토막으로 자르고 간장, 술 각 작은술 1개를 뿌려 하룻밤 동안 재운다.

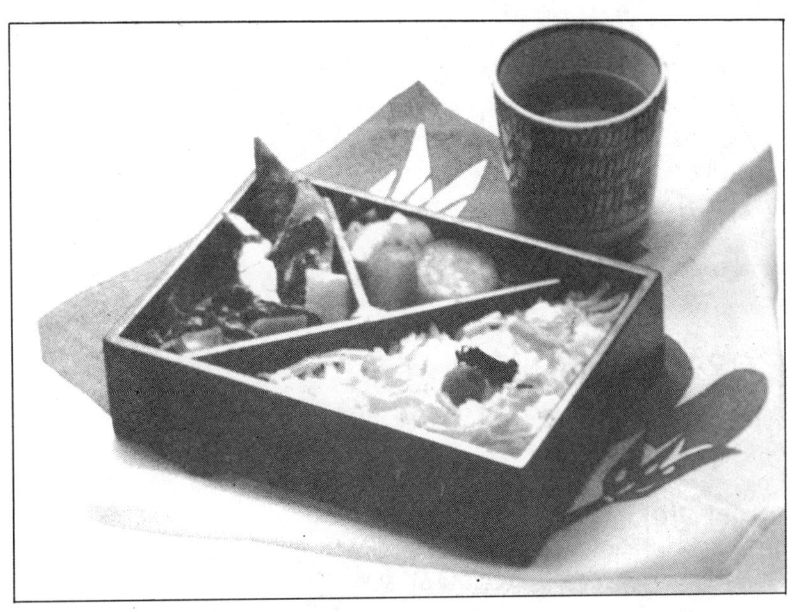

② 간장, 술, 맛술 작은술 1, 생강즙 조금을 섞는다.

③ ①의 생선국물을 따라서 석쇠에 구워 뜨거울 때 곧 ②로 조미한다. 레몬을 곁들여 담는다.

• 구이로 도시락 반찬을 하면 맛있는 것은 날치, 도미 등의 횟감을 곁들여도 좋다.

고구마 조림

만드는 법

① 고구마 1개는 6~9㎜ 두께로 둥글게 썰고 껍질을 벗겨 물에 담구었

다가 기름 큰술 1개로 볶아 끓는 물에 담구어 기름기를 뺀다.

② 물을 자작하게 붓고 설탕 큰술 $1\frac{1}{2}$ 소금 작은술 $\frac{1}{3}$로 조미하고 부드러워질 때까지 조려 적당량을 곁들인다.

시금치 소테

시금치와 당근은 데친 뒤 기름에 볶는다.

흰오이 소금 비벼 씻은 것

흰오이는 껍질을 벗긴 뒤 소금에 비벼 씻는다.

계란 말이

계란 $\frac{1}{2}$개에 소금을 조금 넣어 굽는다.

매실 장아찌

매실 초에 절인것.

빵을 좋아하는 사람에게

햄버거는 다진 야채를 넣어 부피감 있게 구워 소스로 조려 단단해지지 않는다. 버터는 눌면 유화지방이 분리되어 소화가 잘 되지 않는다. 구운 빵에 실온에서 녹힌 버터를 바르도록 하자.

미니 햄버거

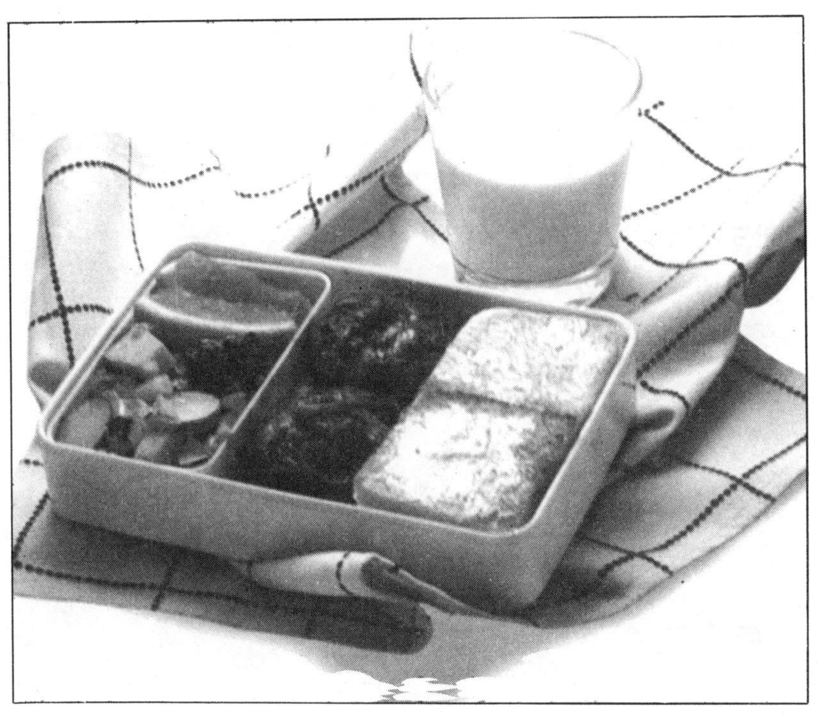

만드는 법

① 송아지 넓적다리살 70ｇ은 기름기를 제거하여 칼로 정성껏 두드려 다져 손으로 반죽하고 우유 큰술1개로 넣고 빵가루 큰술 2개, 메추리알 1개, 생표고버섯과 당근 다진 것, 각 큰술 1개, 다진 양파 큰술 1개, 소금, 후추 각 조금을 넣어 2개로 둥글게 빚는다.

② 기름 큰술 1개로 ①의 양면을 구워 약한 불에서 뚜껑을 덮고 중불로 익힌다.

③②의 국물로 양파 얇게 썬것을 조금 볶아 밀가루를 약간 넣고 물 큰술1개, 캐찹 작은술 2개, 간장 작은술 1개로 조미하여 ①의 햄버거를

넣은 뒤 조린다.

샐러드

만드는 법

① 껍질을 벗겨 깍뚝썰기한 호박, 잘게 썬 브로컬리는 부드럽게 삶는다.

② 양배추는 숨이 죽을 정도로 데쳐 섬유를 다지듯 썬다.

③ 레디시는 얇게 썬다.

④ ①~③을 살짝 섞어 반찬통에 넣고 다른 용기에 마요네즈를 넣어 지참한다.

토스트

만드는 법

① 식빵을 가장 자리를 잘라내고 도시락에 들어가기 쉬울 크기로 썰어 엷은 색으로 굽는다.

②버터 큰술 1개는 실온에서 녹여 ①의 빵에 바른다.

오렌지

오렌지는 껍질째 잘 씻어 썬다. 샐러드와 함께 색스럽게 답는다. 있으면 우유를 곁들인다.

• 오렌지는 신맛이 위에 자극을 주지 않도록 식후에 먹는다.

1일 5회식 식단(봄 · 여름)

위의 부담을 줄이기 위해서는 1회의 식사량을 줄이고 대신 횟수를 늘리는 편이 좋다. 간식도 식사라고 생각하여 소량으로 단백질이 풍부한 것을 먹도록 하자. 더울 때는 영양의 밸런스를 유지하면서도 산뜻하게 먹을 수 있는 면류나 계절감을 즐길 수 있는 과일을 잘 이용하도록 한다.

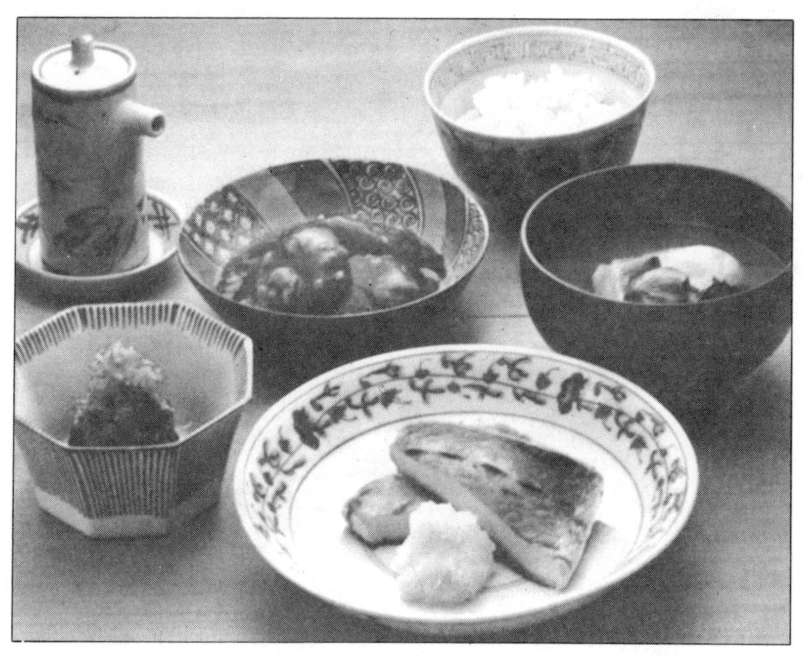

아침

산뜻하게 구운 어묵에 소화를 돕는 간 무우를 곁들인다.

어묵 구이.

동아 찜.

시금치.

밥.

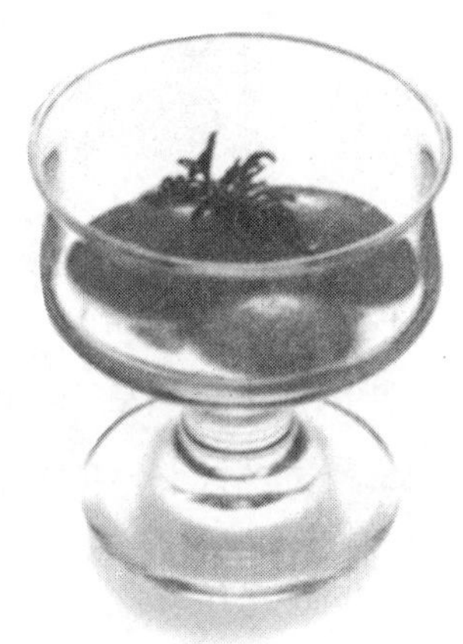

10시

단맛을 엷게 하고 부드럽게 쪘으므로 위를 자극하지 않는다.

비파를 얹은 복숭아.

점심

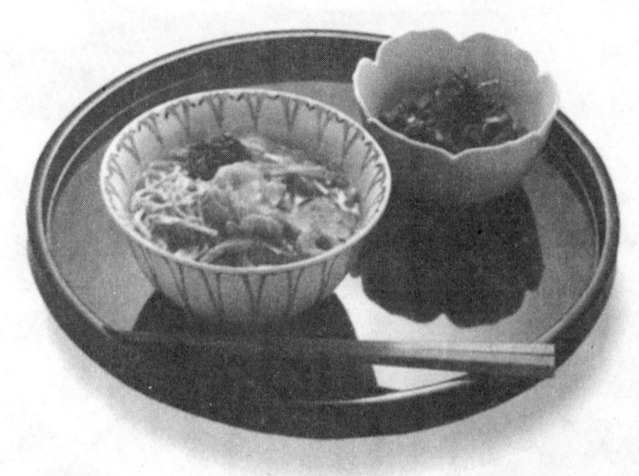

염분과 수분을 지나치지 않게 하고 즙은 약간.

삶은 면.

납두와 다진 오크라.

3시

먹기 힘든 야채도 간식으로 하면 쉽게 먹을 수 있다.

야채를 넣은 머핀.

밀크티.

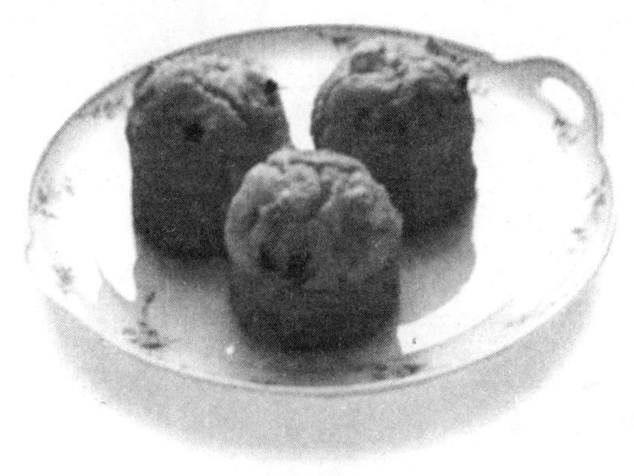

저녁

증기 찜은 재료가 지니고 있는 맛을 살려 부드럽게 완성시킬 수 있는 좋은 방법이다.

연어찜.

포테이토 샐러드.

그린피스 스프.

빵.

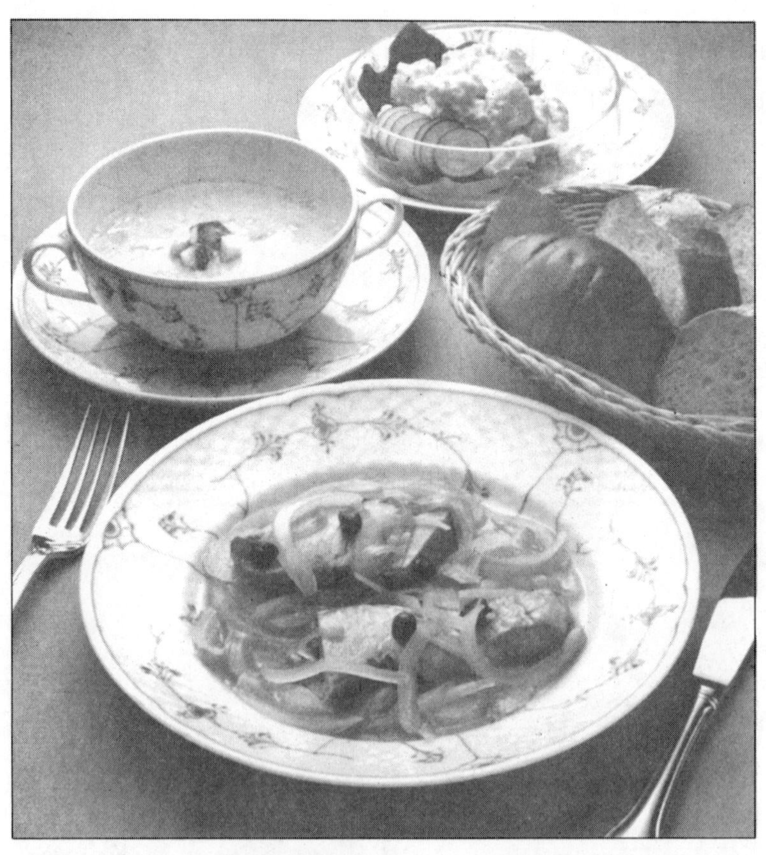

1일 5회식 식단(가을 · 겨울)

추울 때는 따끈한 것이 보다 맛있지만 증상에 따라서는 너무 뜨거운 것은 위를 자극한다. 굴 냄비는 입 속으로 온도를 조절하여 먹도록 하자. 근채류가 맛있을 때이다. 감자류, 무청, 무 등을 부드럽게 익혀 가능한 자주 식단에 올리도록 하자.

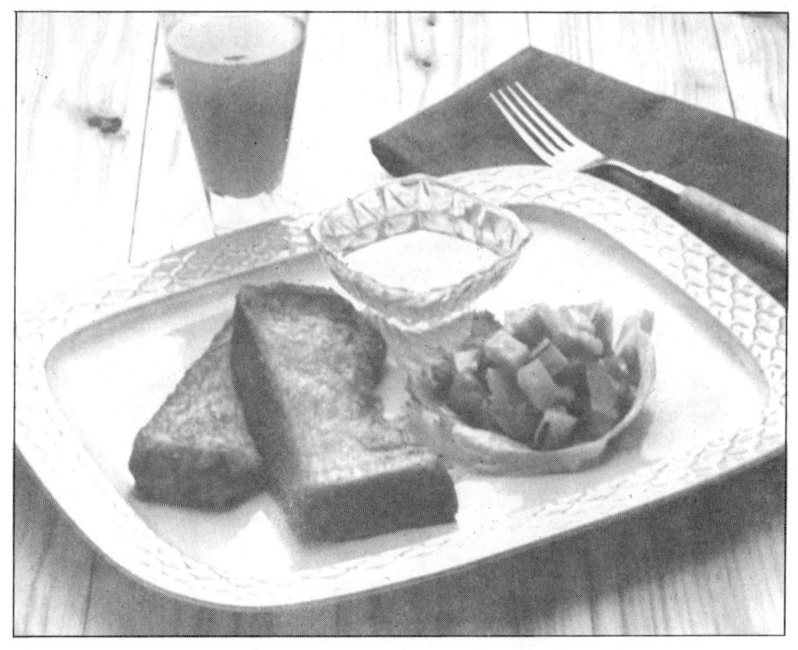

아침

생크림으로 칼로리를 높여 부드럽게 굽는다.

프랜치 토스트.

토마토 샐러드.

포도 쥬스.

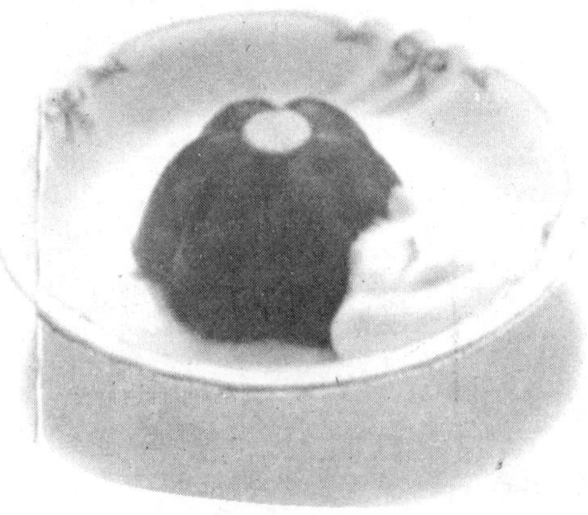

10시

생크림을 듬뿍 곁들여서.

귤젤리.

점심

야채를 넣어 맛에 변화를 주고 야채 부족도 해소한다.

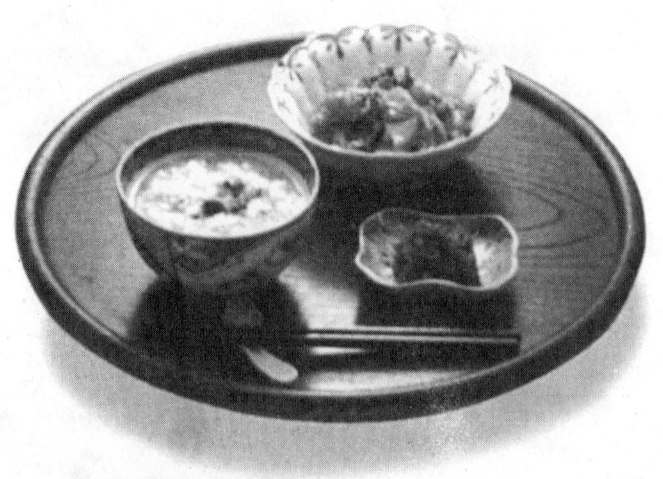

야채죽.

도미찜.

닭고기와 감자, 계란, 무침.

3시

치즈를 듬뿍 사용하여 먹기 좋게 만든다.

한 입 피자.

우유.

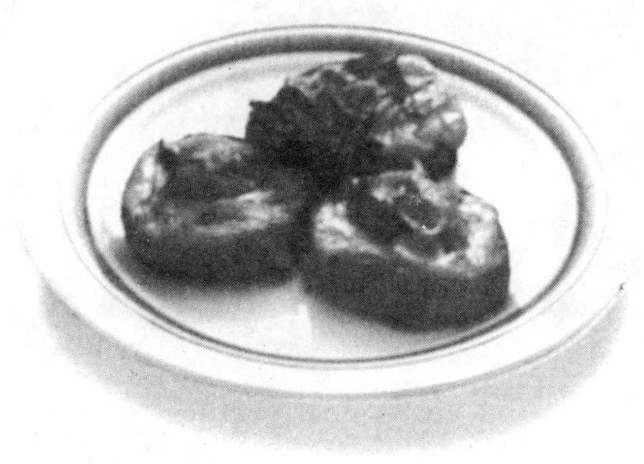

저녁

단백질이 풍부한 바다의 고기라고 불리우는 굴을 이용한다.

굴냄비. 맛은 엷게.

닭고기 간찜.

무청 초절임.

밥.

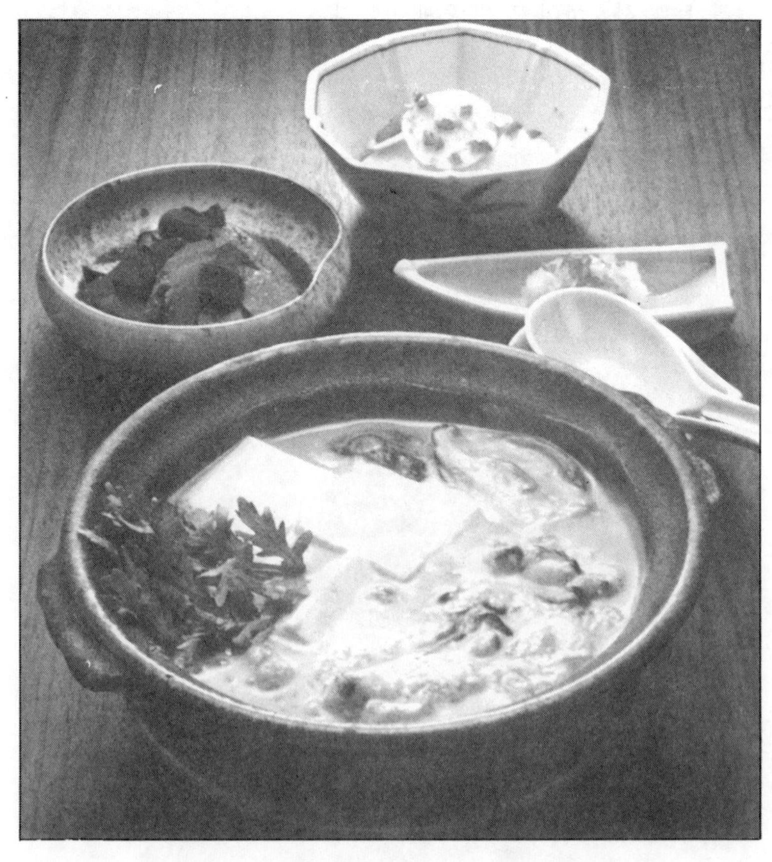

10시와 3시의 간식에 감자를 이용하여

고구마 밀크 조림

감자류는 곡물 다음으로 소화가 잘 되는 식품이다 우유로 조리면 단백질 보급도 된다.

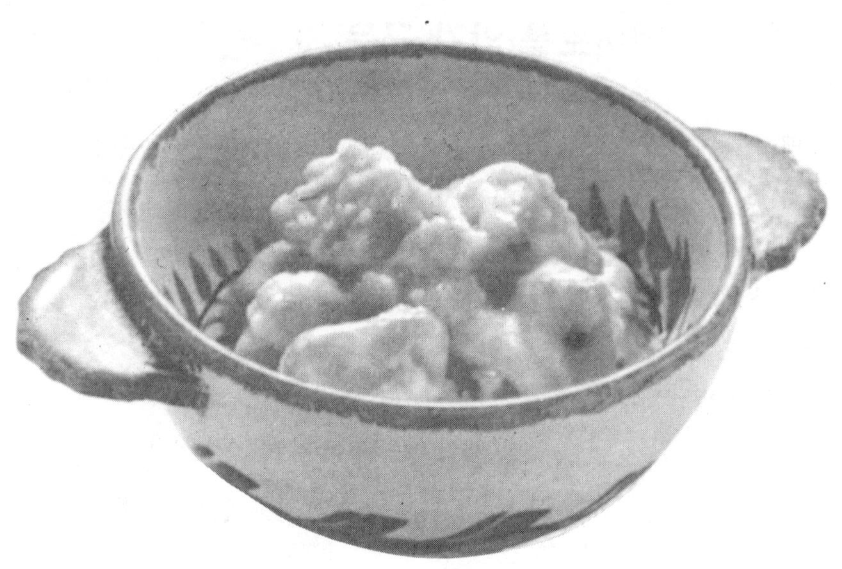

재료(4인분)

고구마(400g) 2개, 우유 1컵, 생크림 큰술 2개.

만드는 법

① 고구마는 3㎝ 두께로 썰어 껍질을 벗겨 물에 담군다.

② 고구마 담구었던 물을 넣어 한 번 데치고 물 1컵을 넣어 불을 올린다.

③ 끓으면 불을 약하게 하고 3~4분 조리고 고구마가 거의 익으면 설탕 큰술 3개, 우유와 생크림, 소금 작은술 $\frac{1}{3}$로 조미하고 우유가 분리되지 않도록 부를부글 끓지 않도록 불을 최소로 낮추어 고구마가 부스러지지 않을 정도로 부드러워 질때까지 조린다.

• 고구마는 껍질 안쪽에 단단한 섬유가 모여 있으므로 껍질을 두텁게 벗겨 낸다.

매쉬 토테이토를 약간 구운 것

매쉬 포테이토에 가루 치즈를 넣어 고칼로리, 고단백질의 위에 부드러운 간식이다.

재료(4인분)

감자 400g, 가루 치즈 큰술 1~2개, 우유 $\frac{1}{3}$컵, 생크림, 큰술 2개, 계란 노른자 1개분.

만드는 법

① 감자는 잘게 썰어 물을 자작하게 부어 조리고 감자가 부드러워지면 데친 물을 부어 국물로 삼아 불을 약하게 줄이고 냄비를 흔들면서 수분을 고루가게 한다.

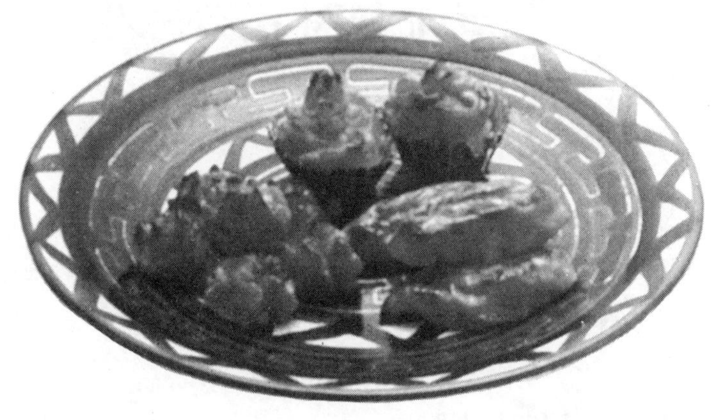

②①에 가루 치즈 우유, 생크림, 소금 작은술 $\frac{1}{2}$ 개를 넣어 약한 불에서 푹 조린다.

③②의 $\frac{2}{3}$ 양을 꺼내 자루에 넣고 기름을 바른 알미늄 통에 넣어 원하는 모양으로 만든다. 여기에 계란 노른자를 발라 따뜻히 덮혀 둔 오븐 토스터로 엷은 색이 나도록 굽는다.

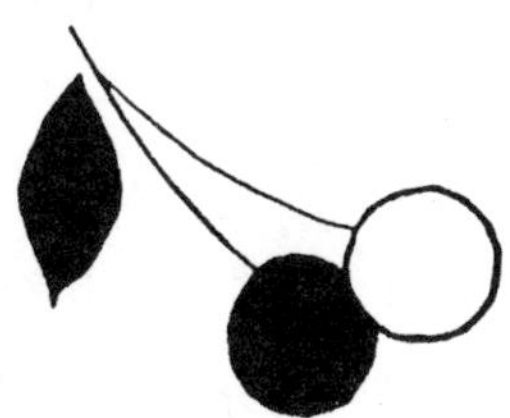

당신의 식사를 체크해 보지 않겠는가

식사 방법이나 내용이 잘못되어 있으면 병이 더 악화되기 쉽다. 바른 지식을 갖고 그것을 잘 지키는 것이 빠른 회복의 요령이다. 당신의 식사법을 여기에서 체크해 보기 바란다.

□죽만 먹고 있지 않은가

아무리 소화가 잘 된다고는 해도 하루 3끼를 모두 죽으로 먹는다는 것은 생각해 볼 일이다. 죽은 수분이 많고 100g 당 열량은 63kcal 단백질은 1.1g. 같은 100g의 밥(열량 146kcal, 단백질 2.6g)에 비하면 영양가는 반밖에 되지 않는다. 죽을 훌훌 마시는 것보다 부드럽게 지은 밥을 잘 씹어 먹는 편이 소화가 잘 된다. 같은 양으로 죽을 먹을 바에는 밥쪽이 낫다.

죽에 곁들이는 반찬으로는 절임이나 조림을 피한다. 소량이라도 단백질이 풍부한 요리로 예를 들면 간찜, 생선, 납두, 계란부침 등을 야채도 데치거나 찌거나 하여 부피를 줄이면 죽과도 함께 먹을 수 있다.

죽은 통증이 있을 때나 식욕이 없을 때만 먹고 증상이 좋을 때는 소화가 잘 되는 식품과 조리법으로 가능한 건강인에 가까운 식사를 하도록 한다.

□식품을 지나치게 제한하고 있지는 않은가

단단한 것은 위나 장에 나쁘다고 생각하여 반찬은 두부, 계란찜, 긁어낸 야채에 흰살 생선 그리고 주식은 중탕이나 죽, 매일 이런 식으로 반복하면 영양이 편중되고 변비의 원인이 된다.

이것도 저것도 건강에 나쁘다. 위에 부담이 된다고 지나치게 식품을 제한하는 것은 영양부족을 초래하여 오히려 궤양의 자기 회복력이 약화되어 역효과를 나타내고 그렇다고는 해도 무제한적으로 무엇이든 먹어서는 안된다.

식품 선택법과 그 외의 제한은 그 사람의 증상에 따라 의사가 정할 일이다. 그 제한을 지키고 재료별, 조리법별 소화가 잘 되는 반찬을 참고로 두려워 말고 적극적으로 여러가지 식품을 먹도록 하자.

□맛이 강한 것을 좋아하지는 않은가

맛이 강하면 소화액의 분비가 많아진다. 짠맛, 단맛, 신맛, 매운맛 등 강한 맛을 많이 먹으면 위나 장을 자극하게 된다. 요리는 가능한 맛을 약하게 내고 조림 국물 등은 먹지 않도록 한다.

특히 소금, 간장, 된장 등 염분을 함유한 조미료의 사용에는 주의가 필요하다.

소금의 지나친 섭취는 건강한 사람이라도 습관화되면 고혈압이나 신장병을 초래하는 원인이 된다.

위·십이지장궤양에다 고혈압, 신장병이 합병이 되면 회복은 더욱 늦어질 뿐이다.

□야채가 부족하지는 않은가

야채는 비타민, 미네랄을 섭취하기 위해 중요한 보급원이다. 비타민, 미네랄은 몸에 필요한 단백질, 지방, 당질(전분)을 보다 효율적으로 이용하게 만드는 윤활유라고도 할 수 있다. 게다가 야채는 쌀이나 고기 등의 산성 식품에 대칭되는 알칼리성 식품이므로 체내의 밸런스를 유지하고 몸의 컨디션을 정비하기 위해서도 필요하다.

주식이나 생선, 고기, 계란 등의 반찬으로 배를 불리고 야채는 나중에 먹지 않도록 주의한다. 고기, 생선, 계란 등의 단백원 식품에 비해 약 2배 매일 300g을 섭취하는 것이 이상적이다.

300g의 내용은 1일 섭취해야 할 식품 구성에 기록되어 있듯이 녹황야채가 100g, 담색야채는 200g, 정도를 기준으로 담색 야채만으로 300g을 섭취하는 일은 피한다. 녹황야채는 비타민 A의 모체인 카로틴을 많이 함유하고 있다. 적어도 70g 이상은 섭취하도록 한다.

거기에다가 감자, 과일도 비타민, 미네랄의 보급원이다. 각각 1일 1 100g 정도를 기준으로 섭취하도록 한다.이 중에서도 특히 감자나 고구마는 비타민 C가 많고 고구마는 카로틴도 풍부하다. 비타민 C, 카로틴과 함께 열에 강해 데치거나 조리거나 해도 그대로 남는것이 매력적이다. 카로틴은 기름과 함께 먹으면 흡수율이 높아짐으로 녹황야채나 고구마는 기름이나 버터를 사용한 조리법도 증상에 다라 이용하면 좋을 것이다.

한가지 조리법만이 아니고 가능한 생으로 또는 데치거나 쪄 변화를 주어 충분히 먹는다.

증상에 따라서는 너무 섬유질이 많은 야채는 피한다. 또 위액이나 장액의 분비를 억제하는 것에 유의하다가 위장 내부에서의 살균력이 저하될 수도 있다. 증상이 심할 때는 되도록 가열해서 먹는 편이 좋을 것이다. 무우청 크림조림, 무우찜, 시금치나 당근, 감자, 호박찜 등은 푹 삶으면 양도 적어 많이 먹을 수 있는 식품이다.

그렇다고해서 생야채를 먹어서는 안된다고 단정짓는 것은 성급한 생각이다. 증상이 좋을 때라면 레터스, 배추잎, 샐러드잎, 양배추, 토마토 등은 건강한 사람과 마찬가지로 먹어도 좋다. 단, 샐러드로 먹을 때의 드레싱은 식초를 삼가 하도록 한다.

□식사 시간이 너무 짧지는 않은가

음식을 입 안에서 천천히 잘 씹어 타액과 충분히 섞은 뒤 위로 잘 씹는다는 것은 소화의 제1보이다. 이를 위해서도 식사 시간은 충분히 갖기 바란다. 빠른 식사는 위를 나쁘게 만드는 원인 중 하나이다. 식사시간을 듬뿍 가진다는 것은 씹을 시간을 충분히 갖는다는 뜻 외에도 정신적으로 여유가 있고 안정되어야 한다는 뜻이 있다.

이 정신적 여유라는 것은 위나 장의 소화력에도 좋은 영향을 미치고 간접적으로 소화를 돕는다.

식사 때는 업무나 나쁜 일은 잊고 마음을 안정시키는 조용한 환경을 만들 필요로 있다. 테이블 셋팅이나 요리담는 데도 신경을 써서 보기에도 아름답고 맛있게 보이는 요리, 거기에 즐거운 대화가 있으면 스트레스 해소에도 도움이 될 것이다. 그리고 식후 30분 정도는 심신을 편안히 하고 쉬어야 한다는 것을 잊지 말도록 한다.

□고기는 위에 나쁘다는 이유로 멀리하고 있지는 않은가

고기를 대표로 하는 동물성 단백질 식품은 일반적으로 소화가 잘 되는 식품이라고 할 수 있다. 고기 중에서도 근육을 그다지 움직이지 않는 부분 으로 닭가슴살, 돼지나 소일 경우에는 등심 등은 근육을 자주 사용하는 부분 보다 조직이 부드러워 소화액의 작용을 받기 쉽다. 반대로 기름기가 너무 많거나 자주 쓰인 근육은 소화가 잘 되지 않는다.

단단한 부분의 고기라도 조리법에 따라 소화가 잘 되는 상태로 만들 수 있으므로 고기가 결코 위에 나쁜 것만은 아니다.

오히려 위·십이지장궤양인 사람은 점막 재생을 위해서라도 단백질의 보급원으로써 고기는 빼놓을 수 없는 식품이다.

□우유를 싫어하지는 않는가

우유는 양질의 단백질과 유화지방을 함유하고 있는 칼슘의 좋은 보급원이기도 하다. 엑기스분을 함유하고 있지 않아 위를 자극하지 않고 오히려 위산을 중화시켜 위점막을 보호해 주고 통증을 완화시켜 준다.

우유를 싫어하는 사람 중에는 자주 우유를 마시면 설사를 하는 사람을 볼 수 있는데 영양가가 높다고 해도 그대로 마시는 것이 곤란한 경우에는 요리나 과자 재료로 사용하기를 권한다.

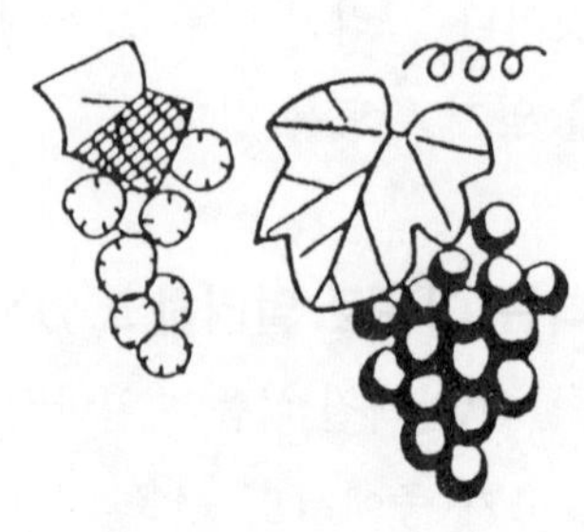

소화를 잘 되게 하기 위한 요리 포인트집

식품 자체는 소화가 잘 되지 않는 것이라도 조리 연구에 따라서는 소화가 잘 되게 할 수도 있다.

소화를 잘 되게 하기 위한 조리법은 한 마디로 말하자면 위로 보내는 음식이 가능한 빨리 흩어져 모래가 물을 흡수 하듯이 소화액이 침투하기 쉬운 상태로 만드는 것이다. 이를 위한 조리상의 포인트를 소개해 보겠다.

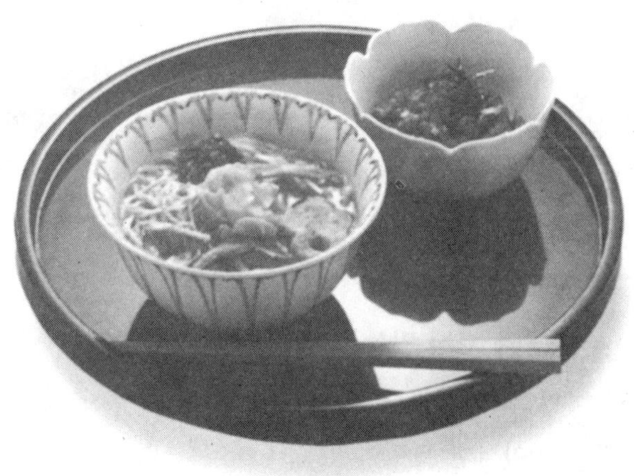

소화를 잘되게 하기 위한 요리 포인트

□야채는 섬유에 대해 직각으로 썬다

야채를 대표로 하는 식물성 식품에는 반드시 섬유가 포함되어 있다. 섬유소(셀룰로즈)는 인간의 소화액으로는 소화되지 않는 것이다. 인간의 소화액에는 셀룰로즈를 분해하는 효소가 없기 때문이다. 그러나 야채는 비타민이다. 미네랄의 보급원이므로 불소화물을 함유하고 있다고는 해도 먹지 않을 수는 없다.

섬유가 적은 부드러운 것,예를 들면 레터스, 샐러드잎 등을 선택하는 동시에 섬유가 단단한 것이라도 다지면 위나 장의 점막을 자극하지 않는다.

섬유를 잘게 만들기 위해서는 당연히 섬유에 대해 직각으로 썰 필요가 있고 야채의 섬유가 양파처럼 가로로 되어 있는 것은 얇게 썰거나 가로로 칼집을 몇 개 넣은 뒤 잘게 썰도록 야채의 섬유가 달리는 쪽을 잘 확인한 뒤 썰기 바란다.

□삶아도 부드러워 지지 않는 야채 섬유는 제거한다

아삭아삭한 것이 모두 섬유가 단단한 것이라고는 할 수 없다. 무우는 생으로 먹으면 아삭아삭한 느낌이 있으나 푹 삶으면 부드러워진다.

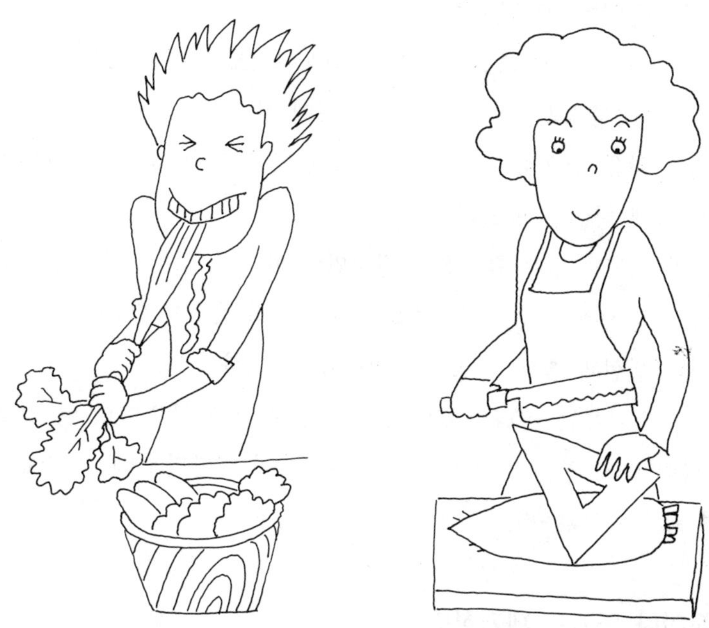

삶아도 부드러워지지 않는 야채는 위 운동과 소화액에 의해 비교적 빨리 섬유가 흩어지는 것이 많다. 따라서 이런 종류의 야채, 호박, 양배추, 당근, 무우청,브로컬리, 컬리플라워 등은 만드는 요리에 따라 다르겠지만 부드러워질 때까지 삶지 않아도 위에 부담을 주지 않는다.

반대로 고구마와 같이 부드럽게 쪄도 단단한 섬유가 그대로 남는 것은 섬유가 잘 허물어지지 않고 체내로 나가는 때까지 단단한 상태이다. 이런 것은 갈아서 섬유를 제거하고 사용한다.

야채는 아니지만 콩껍질도 아무리 잘 삶아도 부드러워지지 않는다. 부드럽게 삶아진 단계에서 껍질을 제거하거나 다지면 안심하고 먹을 수 있다. 만능 다지기 등으로 잘게 다질 때는 반드시 삶아 뜨거울 때 재빨리 할 것. 식은 다음에 하게 되면 점액이 나와 보기에 좋지 않다.

□섬유가 단단한 야채는 간다

소화가 안되는 것으로 대표되는 연근이나 버섯도 갈면 위장에 부담을 주지 않는다. 녹말이나 밀가루 계란을 넣어 부치거나 기름으로 튀겨 기름을 빼고 엷은 맛으로 간을 하면 맛있게 먹을 수 있다. 작게 만들어 튀긴 것을 국에 넣어도 맛있다.

무우나 참마를 간 것은 환자를 위해서만이 아니고 일반인에게도 친숙한 음식이다. 양쪽 모두에는 디아스타제라는 소화 효소가 함유되어 있으므로 고기나 생선과 함께 먹으면 소화를 돕게 된다.

당근이나 오이에는 비타민 C를 파괴하는 효소가 있으므로 날 것을 간 것은 많이 먹지 않는 편이 좋을 것이다. 단,이 비타민 C 파괴 효소는 가열하면 그 힘을 잃는다.

□껍질이나 줄기는 제거한다

무우, 무우청. 당근 등의 근채류, 땅두릅, 샐러리, 토마토, 고구마의 껍질은 섬유가 단단하므로 벗긴 뒤 사용한다. 특히 무우, 땅두릅, 고구마는 껍질과 살 사이에 섬유가 집중 되어 있으므로 껍질을 두툼하게 벗긴다.

샐러리는 껍질째 먹는 강남콩과 함께 매우 단단한 줄기가 있으므로 잊지 말고 제거하도록 한다. 샐러리의 줄기는 뿌리 부분쪽에서부터 껍질을 조금 벗겨 그대로 끌어 올리면 쉽게 벗길 수 있다.

토마토 껍질은 끓는 물에 벗기면 간단하다. 우선 껍질에 칼집을 넣고 다음에 끓는 물 속에 20초 정도 달구면 칼집을 넣은 곳이 벗겨진다. 토마토는 씨도 소화가 잘 되지 않으므로 제거한다.

고기에서는 닭고기 껍질, 가슴살의 힘줄이다. 닭고기 껍질을 벗길 때는 지방질도 함께 제거한다. 동물의 지방은 가열하면 액상이 되므로 제거하기 어려워진다. 돼지나 소고기에 있어서도 마찬가지로 지방질이 붙어 있는 고기는 미리 제거한 뒤 삶거나 굽도록 한다.

□유부 튀김은 기름기를 뺀다

유부튀김 등은 코스트 관계도 있어 같은 기름으로 가능한 많은 양을 튀기므로 경우에 따라서는 좋지 않은 기름에 튀긴 것을 살 경우도 있다. 게다가 튀긴 뒤 시간이 지남에 따라 표면의 기름이 산화되기 쉽다. 건강한 사람에게 있어서도 산화된 기름은 위장이나 간장에 나쁘다.

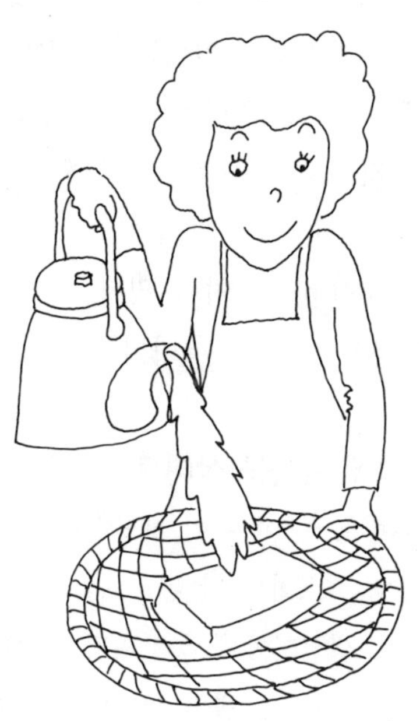

찌거나 굽기 전에 반드시 기름을 빼도록 한다. 기름 빼기는 유부나 튀김에 끓인 물을 듬뿍 붓거나 가볍게 데친다. 가볍게 데치는 편이 기름이 잘 빠진다.

닭고기나 생선 튀김 등도 증상이 좋지 않은 때는 기름을 뺀 뒤 중불로 조리면 튀긴 향을 남기고도 산뜻한 맛을 낼 수 있다.

□고기를 가는 것은 가능한 집에서

간 고기는 위로 들어가 곧 흩어져 소화액의 작용을 받기 쉬우므로 고기를 먹은 조리법으로서는 제일이다. 단, 지방이 많이 섞여 있으면 의미가 없다. 지방이 적은 부위를 두 번 갈아 이용하는 것이 이상적. 200g이나 300g을 사는데 일일이 정육점에서 지정하여 갈 면 그다지 환영을 받지 못할 것이므로 삼가하게 된다.

위 · 십이지장 궤양이 있는 사람의 치료는 장기적이므로 가정용 고기 가는 기계 믹서나 후드프로페서를 하나 준비하면 어떨까? 믹서라면 단계적으로 사용할 수 있는 것이 좋고 단백질을 듬뿍 섭취하는 것이 위나 장의 점막 회복을 촉진시킨다는 것을 생각하면 소화가 잘 되는 간 고기 요리는 자주 등장시키는 것이 바람직하다. 믹서 하나를 준비하는 것으로 회복이 조금이라도 빨라진다면 싼 편이 아닐까.

생선은 날것이나 날것에 가까운 상태로

생선의 조리법으로써는 회, 구이 등이 적합하다. 생선의 회는 부드럽게 지은 밥과 비슷한 정도로 소화가 잘 된다.

회는 오전 중에 새벽에 생선가게에서 일찌감치 구한다. 그렇게 하면 신선한 것을 살 수 있고 스스로 썰면 위생상의 염려도 없다. 삶으면 곧 랩으로 싸 먹기 직전까지 냉장고에 1시간이고 2시간이고 장바구니에 그냥 넣어두어서는 신선한 생선을 구입한 의미가 없다.

위 · 십이지장궤양인 사람은 위장내의 살균력이 저하되어 있으므로 생으로 먹을 경우에는 생선의 신선도와 함께 도마, 칼의 위생에도 주의를 기울이기 바란다.

고기도 소화의 면에 있어서는 날것으로 먹는 것이 제일이다. 닭고기나 돼지고기는 세균 염려가 있어 날것으로 먹는 것은 위험하지만 소고기라면 날것이라도 좋다. 물론 신선한 소고기여야 한다는 것이 조건이다. 정육점에서 날것으로 먹을 것이라고 알린 뒤 신선한 것을 선택해 받는다. 칼로 다져 독일식 타르타르 스테이크로 또는 생강즙을 소량 뿌린 간장으로 그 외 얇게 썰어 끓는 물을 끼얹거나 샤부샤부로 날것 상태에 가깝게 해서 먹으면 소화가 잘 된다.

□계란 요리는 반숙 정도로

계란은 콜레스테롤이 많으므로 되도록 먹지않는 편이 좋다고 생각하는 사람이 있는데 양질의 단백질이 많은 식품이므로 1일 1개는 먹도록. 1일 1개라면 콜레스테롤 걱정은 할 것 없다. 그 보다 양질의 단백질 보급원으로써의 역할 쪽이 큰 것이다.

게다가 철분을 함유하고 있으므로 출혈이 있는 사람이나 수혈을 받은 사람에게 일어서는 빈혈 예방의 의미에서도 먹도록 해야 할 식품이다.

계란은 위 속에 머무르는 시간으로 보면 반숙란, 생것, 계란 구이의 순이지만 흰자 생것은 소화효소가 작용을 받기 어려우므로 피하는 편이 무난하다. 위 속에서 머무르는 시간이 짧다는 것은 위의 부담이 적다는 것이므로 반숙 계란은 가장 소화가 잘 되는 조리법이라고 할 수 있다.

계란 구이도 다시 국물로 엷은 반숙 상태로 구우면 반숙 계란과 같은 정도로 소화가 되기 쉽다.

계란말이, 오믈렛 등 모두 반숙 상태로 완성하는 것이 포인트이다.

다시 국물로 찐 계란찜이나 계란 두부는 물론 소화 면에서는 반숙 계란에 필적한다.

□지방이 걱정되는 생선은 석쇠 구이로

생선의 경우, 지방이 많은 참치, 장어, 청어, 고등어 이외는 지방이 있어도 너무 예민하게 굴 필요는 왔다.

지방이 없는 흰살 생선 한 토막은 특히 생선을 좋아하는 사람에게 있어서는 빼 놓을 수 없는 반찬이다. 정어리 도미, 청어, 천징어, 삼치, 조기, 은어,옥새송어 라는 식으로 계절에 따르는 것은 변화있고 다양하게 먹도록 한다. 그리고 고등어, 꽁치도 가을을 제외하고는 지방 함유량은 정어리와 다름없는 정도이다.

그래도 지방이 걱정되는 사람은 강한 불,먼 불로 석쇠 구이를 한다. 석쇠로 구우면 여분의 지방이 떨어져 안심하고 먹을 수 있다.

구울 때의 주의는 너무 눌지 않도록 할 것. 시커멓게 눌은 것은 위장을 자극한다. 엷은 색이 날 정도로 굽도록 하자. 석쇠에 생선이 눌러 붙지 않도록 하기 위해서는 석쇠를 잘 달구어 기름을 얇게 발라 주는 것도 중요하다.

햄버거 등도 석쇠 구이를 하면 표면 가까운 지방이 제거되어 산뜻한 맛으로 만들어진다. 무우 간 것과 간장으로 맛을 내면 소화를 도와준다. 또 집에서 간 소고기라면 중심이 반 정도 익도록 굽는다.

□조리법별

소화가 잘되는 반찬

회복을 촉진시키고 체력을 기르기 위해서는 전국적으로 여러가지 식품을 먹고 영양 밸런스를 기하는 것이 중요하다.

소화가 잘 되지 않는 식품이라도 조리법 연구에 따라서는 소화가 잘 되는 상태로 만들 수 있다.

너무 두려워하지 말고 적극적으로 즐기기 위해 소화가 잘 되는 조리 테크닉을 조리법별로 소개했다.

환자의 기호를 생각하면서 증상에 맞추어 잘 이용하기 바란다.

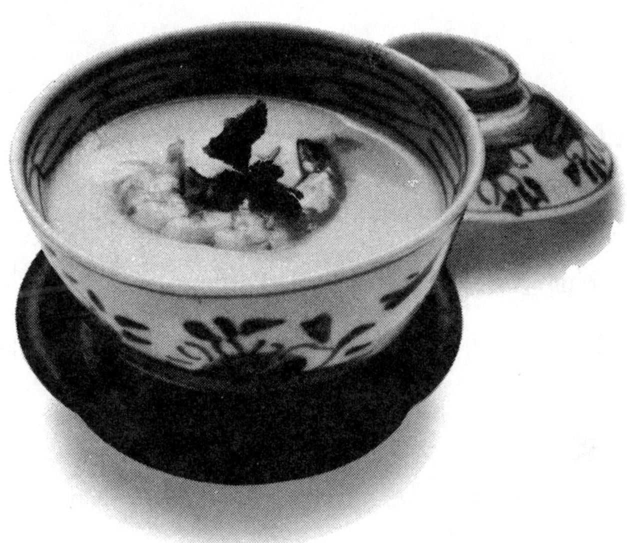

찜류

생선이나 고기는 찌는 것에 의해 여분의 지방이나 엑기스를 뺄 수 있다.

맛에 독특한 면이 있거나 냄새가 강한 것은 한 번 살짝 데친 뒤 찌면 독특한 맛이나 냄새가 훨씬 부드러워 진다.

생선은 막 튀겨 찜기에 넣어 강한 불에서 한 번 찌고 계란이나 두부 등은 약한 불로 은근하게 찌는 것이 기본이다. 물이 끓기 전에 재료를 넣으면 풋 맛이 생긴다. 생선뿐만 아니라 고기도 찔 때는 강한 불로 찌도록 한다.

계란 두부

약한 불로 천천히 찌며 부드럽게 만들어진다.

재료(4인분)

계란 4개, 파드득 나물 소량, 푸른차조기잎4개, 다시 국물 $2\frac{1}{2}$ 컵, 뿌림 국물(다시국물 $1\frac{1}{2}$ 컵, 간장, 술, 맛술 각 작은술 1개, 소금 작은술 $\frac{1}{2}$ 개).

만드는 법

① 계란은 풀어 간장 작은술 $\frac{1}{2}$, 소금 작은술 $\frac{3}{4}$, 술 작은술 2개를

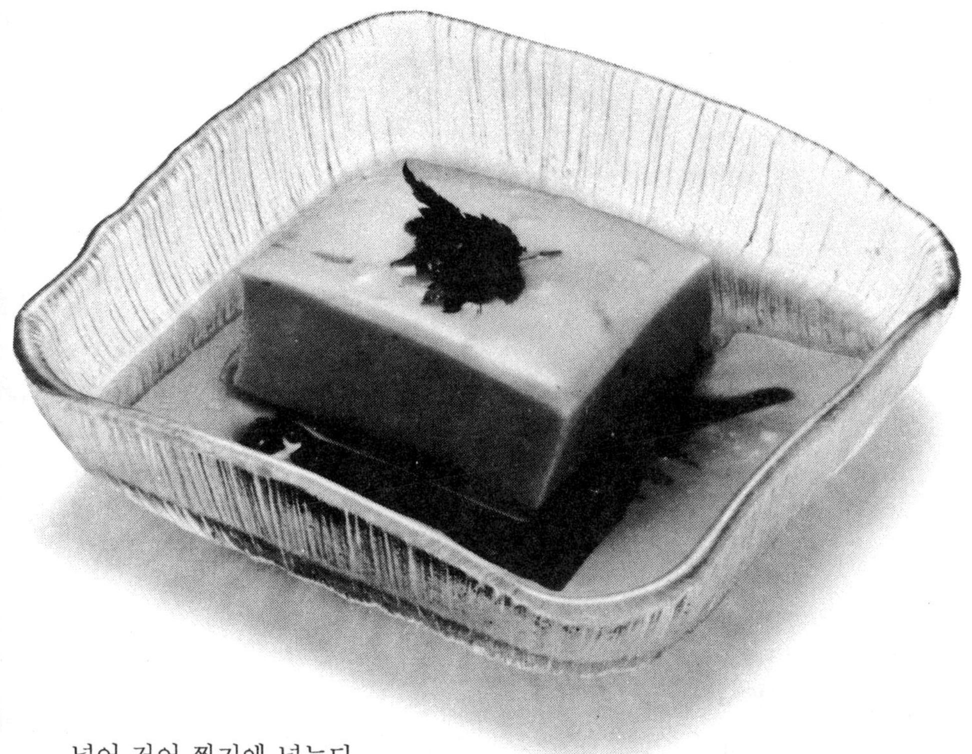

넣어 저어 찜기에 넣는다.

② 끓어 김이 오르는 찜통에 ①을 넣고 약한 불로 12~13분 쪄 대나무 젓가락으로 찔러 맑은 국물이 나오면 두부를 꺼내 식힌다.

③ 뿌림국물 재료를 냄비에 넣고 한 번 끓여 식힌다.

④ 그릇에 푸른 차조기잎을 말고 4등분한 계란 두부를 올려 뿌림 국물을 붓고 부드러운 파드득 나물을 얹는다.

색다른 공기찜

계란을 우유로 풀어 연어를 넣은 양질의 단백질이 듬뿍 담긴 공기찜이다.

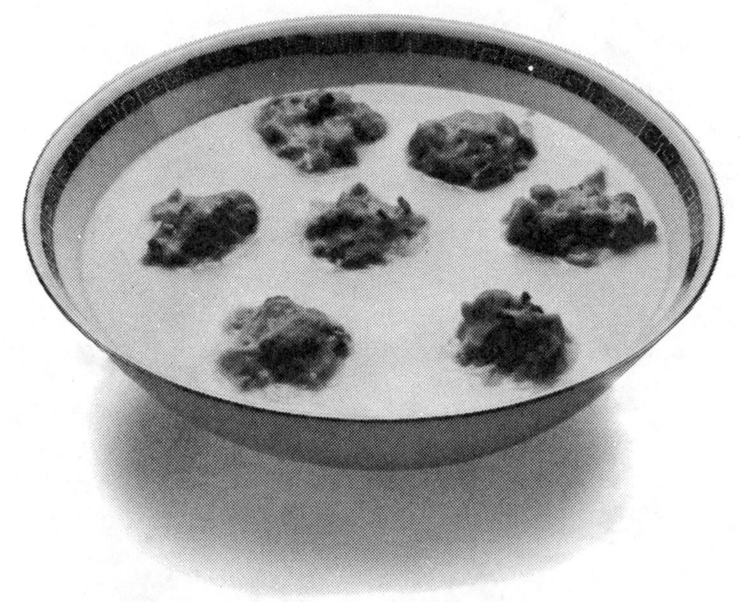

재료(4인분)

계란 3개, 생연어 1토막, 메추리알 1개, 대파 1뿌리, 우유 2컵, 다시국물 1컵, 녹말가루 큰술 1개.

만드는 법

① 계란을 깨서 우유, 다시 국물과 섞어 소금 작은술 1개를 넣어 젓고 깊이 있는 공기에 넣어 김이 오르는 찜통에 넣고 약한 불에서 12~13분 찐다.

② 연어는 뼈와 껍질을 제거하고 칼로 잘게 썰어 메추리알 1개, 간장 작은술 1개, 녹말가루 조금과 함께 잘 섞는다.

③ ①의 계란 국물 표면이 단단해지면 ②를 스푼으로 떠 넣어 7~8분 더 찐다.

• 찜통으로 찔 때는 찜통 뚜껑을 조금 빗겨 덮어 김이 조금 빠지도록 한다.

공기찜

계란 국물 표면이 굳으면 건데기를 얹어 쪄낸다.

재료(4인분)

계란 3개, 작은 새우 4마리, 세잎 소량, 다시국물 $3\frac{1}{3}$컵.

만드는 법

① 계란은 풀고 소금 작은술 3/4, 간장 작은술 1개, 맛술 작은술 2개로 조미하여 그릇에 담는다.

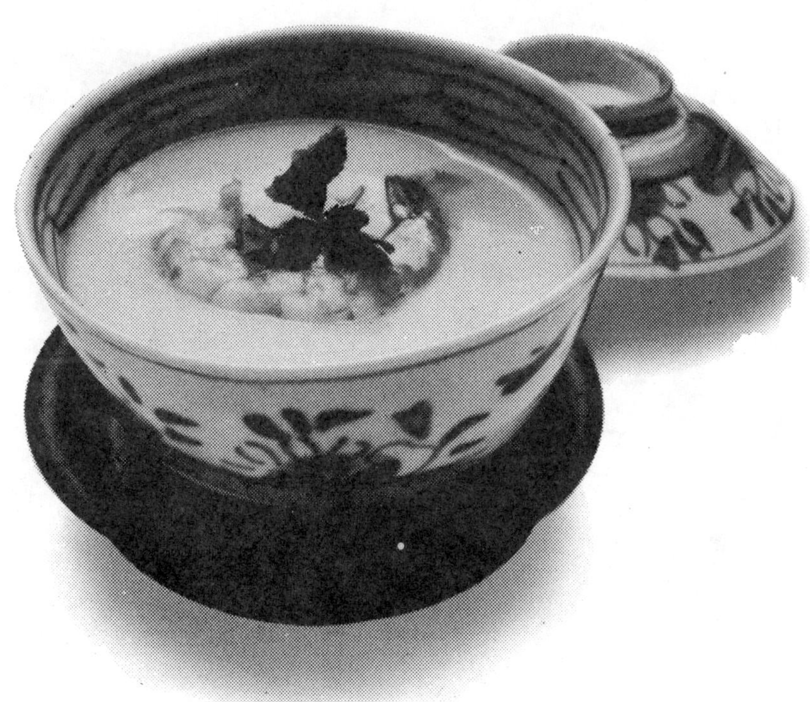

② 김이 오르는 찜통에 ①의 공기를 넣고 찜통 뚜껑을 덮고 약한 불로 12~13분 찐다.

③ 새우는 껍질을 벗겨 살짝 데친다.

④ ②의 계란 국물 표면이 단단해지면 ③의 새우를 얹고 또 3~4분 쪄 세잎을 얹는다.

• 증상에 따라서는 세잎은 썰어 새우와 함께 넣어 불에 올린 뒤 부드럽게 만들면 좋다.

회식 찜두부

두부에 생강, 간장을 몇 번이고 발라 만든다.

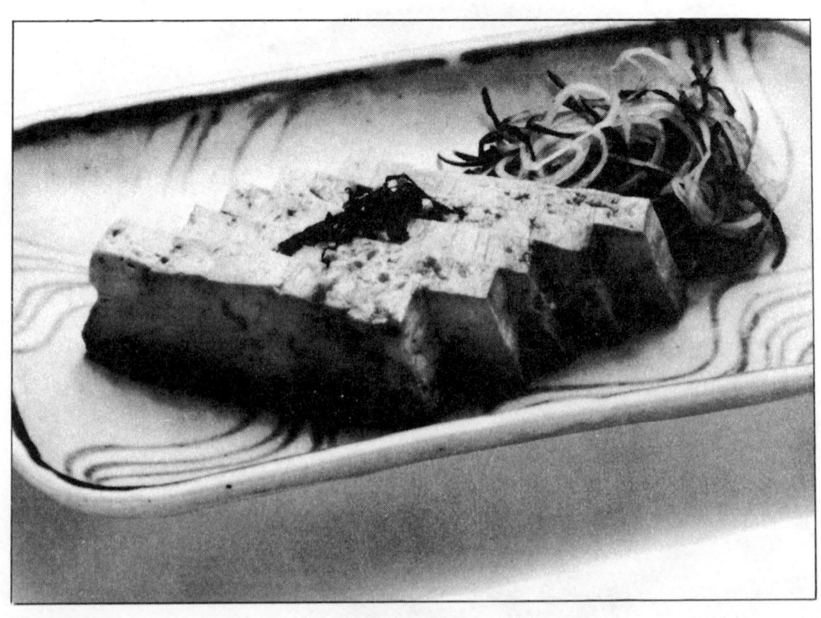

찬 조미료에 담구어 먹으면 보다 엷은 맛이 나 두부 특유의 맛이 더한다.

재료(4인분)

두부 2모, 오이 1개, 생강 1쪽, 푸른 차조기잎 소량.

만드는 법

① 두부는 데쳐 행주로 싸 무게가 나가는 것을 얹어 15분 정도 두어 물기를 뺀다.

② 간장 큰술 3개, 생강즙 작은술 1개를 섞어 둔다.

③ 평평한 접시에 ①의 두부를 얹어 찜통에 넣고 약한 불로 12~13분 찌는데 도중에 ②를 4~5회 발라 식으면 냉장고에서 차게 만든다.

④ 오이는 5㎝ 길이로 썰어 냉수에 식혀 물기를 뺀다.

⑤②을 1㎝ 폭으로 썰어 푸른 차조기잎를 얹어 ④를 곁들인다.

만두찜

가자미를 만두로 쪄낸다. 유자즙은 향이 날 정도로 소량.

재료(4인분)

가자미 3토막, 계란 1개, 참마 간 것, 큰술 1개, 녹말가루 큰술 2개, 대나무 껍질 10㎝ 4개, 뿌림 국물(다시 2컵, 간장 작은술 2개, 술 큰술 1개,소금 작은술 $\frac{2}{3}$)

만드는 법

① 가자미는 스푼으로 살을 도려내 칼로 잘게 두드린 뒤 찧어 참마를 넣어 함께 더 쪄 소금 작은술 $\frac{1}{2}$개, 계란 노른자, 녹말 가루를 섞는다.

② 계란 흰자는 거품을 내 ①에 넣어 거품이 사라지지 않도록 살짝

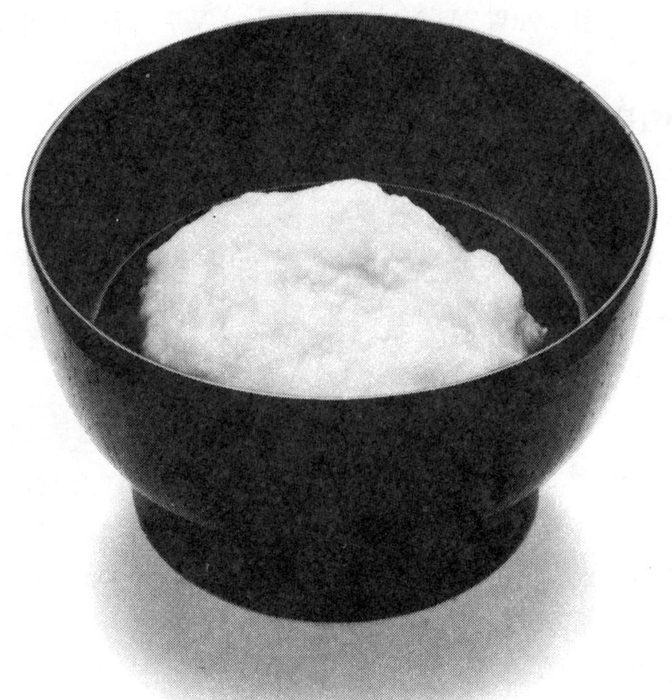

섞는다.

③ 대나무 껍질을 물에 적셔 ②를 등분하여 얹고 찜통에 김이 오르면 넣어 강한 불에서 4~5분 찐다.

④ 공기에 ③의 만두를 넣고 (　)안의 것을 한 번 끓인 뒤 있으면 유자를 얹고 유자즙을 짜 떨어 뜨리면 향이 좋다.

흰살 생선 무우청 찜

무우청을 생선에 얹어 먹는다.

재료(4인분)

도미 4토막, 무우청 4개, 계란 흰자 2개, 장식잎 조금.

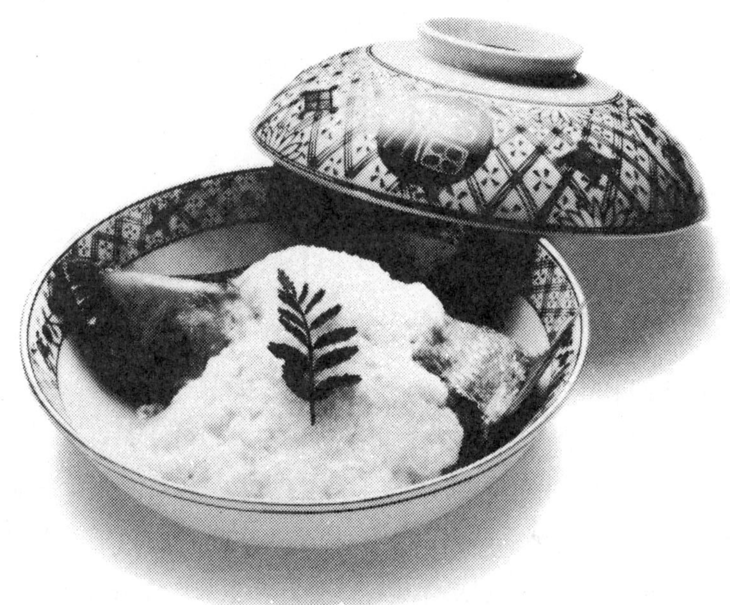

만드는 법

①도미에 소금 작은술 $\frac{1}{2}$ 술 큰술 1개를 뿌려 밑맛을 낸다.

② 계란 흰자는 거품을 낸다.

③ 무우청은 갈아 소금 작은술 $\frac{1}{2}$과 ②를 섞는다.

④ 그릇에 생선을 넣고 김이 오르는 찜통에 넣어 강한 불로 2~3분 쪄 생선 표면의 색이 변하기 시작하면 ③을 등분하여 뿌려 약한 불로 5~6분 찐다.

⑤ 김이 오를 때 장식잎을 얹어 뚜껑을 덮어 상에 낸다.

• 만두찜을 참고로 엷은 맛으로 국물을 끼얹어도 좋다.

• 무우청 찜은 가자미, 꼬치고기 등 흰살 생선이라면 무엇이나 적합하다. 1년 내내 만날 수 있어 이용하기 쉬운 대구는 소금기를 빼고 사용한다.

쪄서 조림

굽는 것보다 부드럽고 데치거나 조리는 것 보다는 맛을 잘 보존하는 양쪽의 장점을 모은 것이 쪄서 조리는 것이다. 생선이나 고리를 이용할 때는 양파, 당근, 샐러리 등 향이 좋은 야채를 깔고 그 위에 재료를 얹고 찌면 재료가 눌지 않고 야채의 향이 배어 깊은 맛이 난다. 냄비에 남은 국물에는 엑기스가 녹아 있으나 맛이 응축되어 있으므로 와인이나 술을 뿌려 식욕을 돋우기 위해 소량을 소스 대신 사용한다.

대구 와인 찜조림

대구는 엑기스가 적으므로 찐 국물을 소스로 이용한다.

재료(4인분)

대구 4토막, 양파 1개, 당근 4㎝, 크레송 조금, 흰 와인 큰술 2개.

만드는 법

① 대구 양면에 1㎝ 간격으로 칼집을 넣어 잘 익게 한 다음 소금 작은술 1개를 뿌린다.

② 양파는 얇게 썰고 당근은 나박썰기한다.

③ 기름 작은술 2개로 양파를 볶고 숨이 죽으면 소금, 후추 각 조금씩

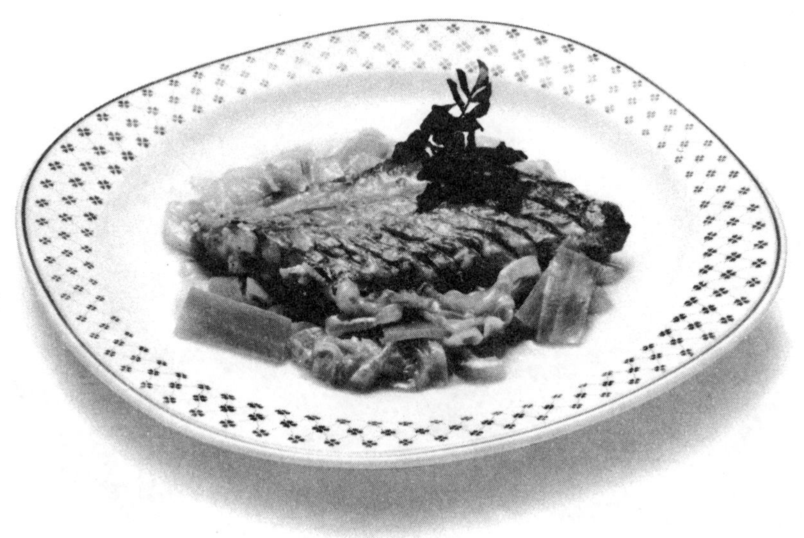

을 뿌려 당근을 넣고 도미의 물기를 제거하여 넣는다.

④ 흰 와인과 물 큰술1개를 섞어 고기에 뿌리고 뚜껑을 덮고 약한 불로 5~6분 쪄 조린다.

⑤ 그릇에 양파와 당근을 깔고 대구를 얹는다. 국물은 맛을 내기 위해 소스 대신 끼얹고 크레송을 곁들인다.

• 대구는 잔뼈가 많은 생선이므로 먹을 때는 주의를 한다.

닭고기 레몬 찜

닭고기의 냄새를 없애기 위해 레몬즙을 이용하는데 크기와 함께 조리므로 신맛은 빠져 위에 자극이 없다.

재료(4인분)

닭고기 넓적다리살 300g, 양파 1개, 그린 아스파라가스 8개, 레몬

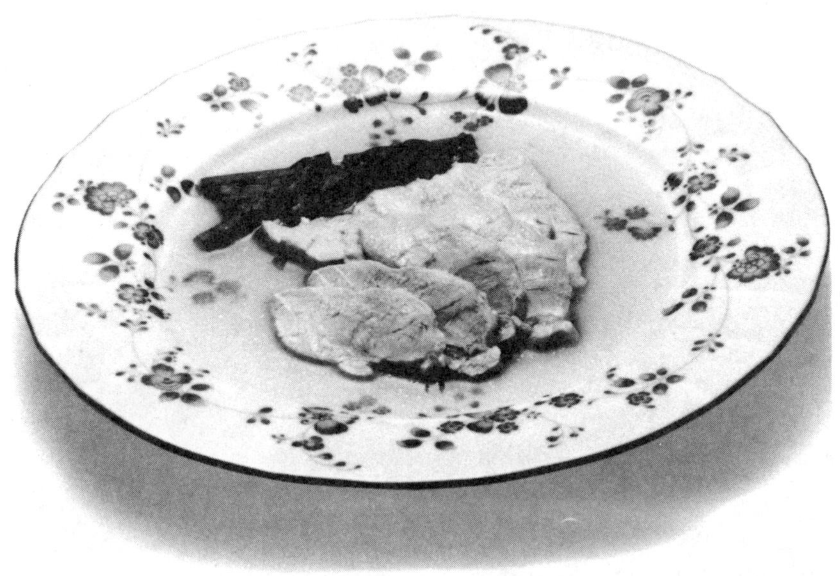

소량.

만드는 법

① 닭고기 껍질과 여분의 지방을 제거하고 얇게 썰어 소금 작은술 $\frac{1}{2}$ 을 뿌려 둔다.

② 양파는 얇게 썬다.

③ 그린 아스파라가스는 뿌리 부분의 단단한 부분을 제외하고 살짝 소금물에 데쳐 물기를 빼고 5㎝ 길이로 썬다.

④ 후라이팬에 샐러드 기름, 버터 각 작은술 1개를 넣어 달구어 양파를 볶고 숨이 죽으면 ①의 닭고기를 넣고 레몬즙 큰술 $\frac{1}{2}$, 물 큰술 2개, 술 큰술 1개를 섞어 뿌려 끓으면 불을 약하게 해서 약 8분간 조린다.

⑤ 고기가 있으면 그릇에 담아 즙을 몇 차례 뿌려 그린 아스파라가스를 곁들인다.

• 증상에 따라서는 고기 양쪽을 칼로 두드려 섬유를 끊은 뒤 얇게 썰어도 좋다. 닭고기는 엑기스가 적으므로 국물은 물론이고 고기가 부드러워지면 양파를 곁들여 이용해도 좋다.

• 닭고기 전문업소에서 구한 아주 신선한 닭고기일 경우는 통째로 쪄 얇게 썰어도 좋고 그 편이 소화는 훨씬 잘 된다.

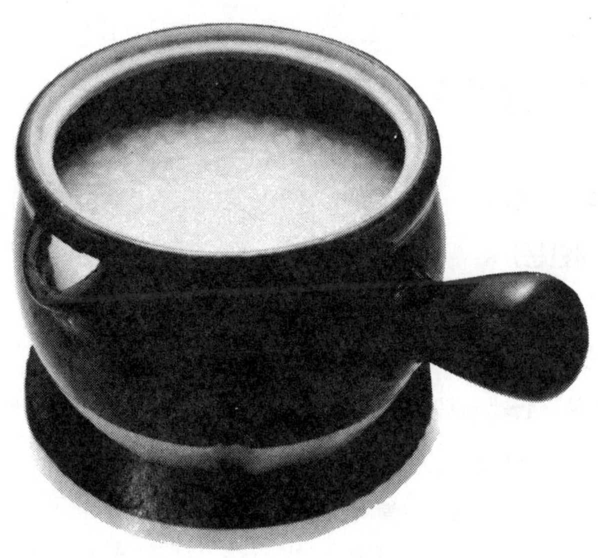

석쇠 구이

알맞게 구워진 향기로운 음식은 식욕을 자아내고 생선이나 고기의 여분의 지방을 태워 떨어뜨리고 기호에 맞게 익힐 수 있는 것이 이점이다. 그리고 재료 중심이 살짝 익을 정도로 구으면 소화가 잘 된다.

단, 지나치게 구으면 고기나 생선이 단단해져 소화가 잘 되지 않고 검게 탄 것은 위나 십이지장을 자극하므로 지나치게 굽지 않고 눌지 않도록 주의하여 굽는다.

간의 향기로운 구이

밑간을 한 레바는 특히 타기 쉬우므로 불 조절을 잘 해 굽는다.

재료(4인분)

돼지고기 간(덩어리) 300~350g, 무 간 것 적당히.

만드는 법

① 간은 4~5㎝로 얇게 썰어 물을 듬뿍 넣어 가볍게 비벼씻어 체에 받쳐 물기를 뺀다.

② ①에 설탕 큰술 1개를 주무르듯 바르고 밑맛을 내고 육질을 부드럽게 하기 위해 맛술 큰술 2개, 간장 큰술 3개를 뿌려 30분 정도 놓아둔

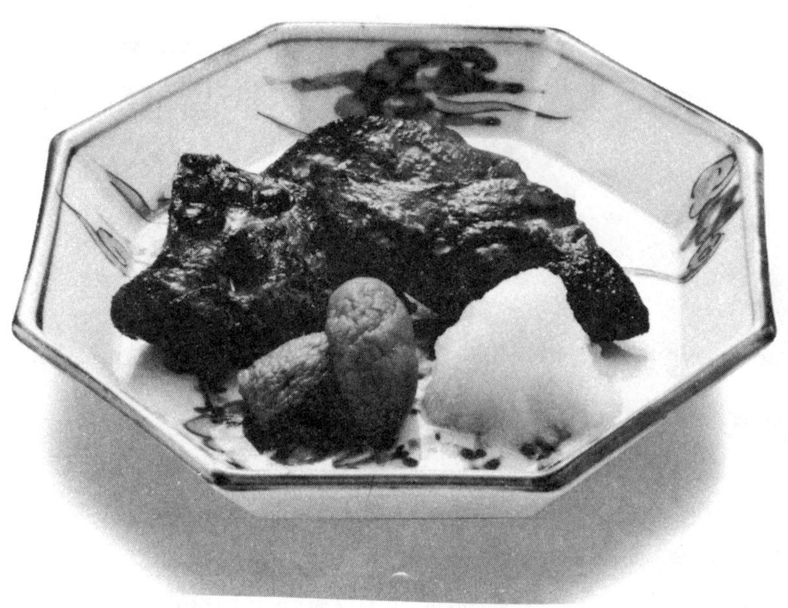

다.

③ 생선 석쇠를 잘 달구어 샐러드 기름을 바른 뒤 ②의 간을 얹고 양면에 엷은 색이 나면 불을 줄이고 속까지 익힌다.

④ 무우 간 것은 국물을 가볍게 따라내고 간에 곁들인다.

• 간을 몇 회에 나누어 구울 때는 도중에 1~2회 석쇠를 잘 닦은 뒤 새 기름을 발라 굽는다.

• 곁들이로 무우, 매실 무침 등을 곁들이면 입이 산뜻해 진다.

닭고기 은행꼬치구이

닭고기는 석쇠에 구으면 여분의 지방 제거와 독특한 맛도 난다.

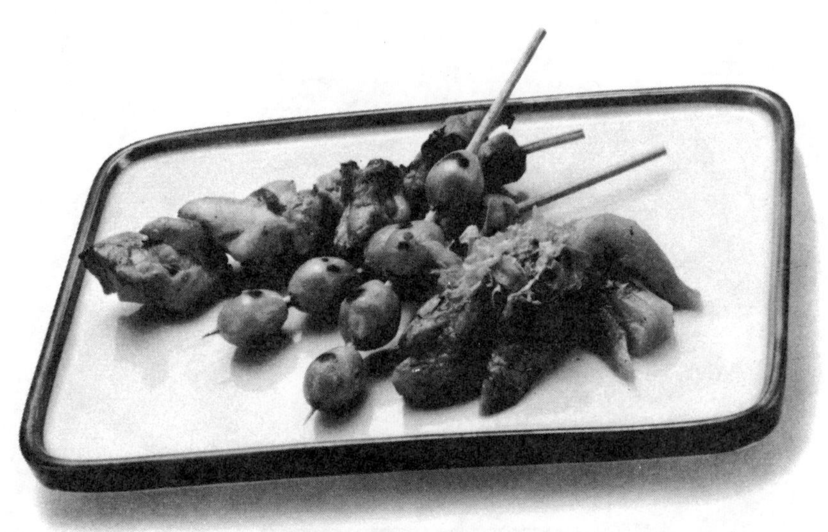

재료(4인분)

닭고기 날개살 200g, 은행 32개, 가지 4개, 가다랭이포 조금.

만드는 법

① 닭고기는 껍질과 여분의 지방을 제거하여 한 입 크기로 썬다.

② 은행은 두꺼운 냄비에 넣어 볶아 껍질을 벗긴다.

③ 가지는 깨끗이 씻어 석쇠에 얹어 골고루 불길이 닿도록 뒤집으면서 가지 껍질이 조금 타도록 굽는다.

④ 생선구이 석쇠에 샐러드유를 얇게 발라 ①의 고기를 얹어 양면이 색이 나면 약한 불로 속까지 익혀 뜨거울 때 소금을 부린다.

⑤ ②의 은행 ④의 고기를 각각 꼬치에 끼워 그릇에 담고 구운 가지를 곁들이고 가지 위에는 가다랭이 포를 곁들인다.

• 껍질이 있는 은행을 구입하지 못했을 때는 데친 은행의 물기를 잘 없애 두꺼운 냄비에서 색이 나도록 구워 꼬치에 꽂는다.

후라이팬으로 굽는다

후라이팬은 두툼하고 큰 것이 편리하고 볶는 것과 마찬가지로 기름이 잘 먹은 뒤 후라이팬을 달구어 재료를 넣으면 타지 않는다. 후라이팬이 두꺼우면 불길이 부드럽고 그 때문에 지나치게 구워질 염려는 없다.

또 테프롱 가공 후라이팬은 가능한 작은 기름으로 구워야하는 위 · 십이장궤양인 사람의 음식으로 매우 편리한다.

참치 구이

구워 색을 내 그것을 찌면 입에 부드럽다.

재료(4인분)

참치 4토막, 오이 조금.

만드는 법

① 참치는 맛술, 간장 각 큰술3개. 기호에 따라 설탕 작은술 1개를 넣어 섞어 뿌려 30분 정도 둔다.

② 후라이팬에 샐러드 기름 큰술 $1\frac{1}{2}$을 넣어 달구어 수분을 제거한 ①의 참치를 넣고 양면에 엷은 색이 나도록 굽는다.

③ 후라이팬의 기름을 버리고 ①의 국물과 물 큰술 1개를 넣어 뚜껑을

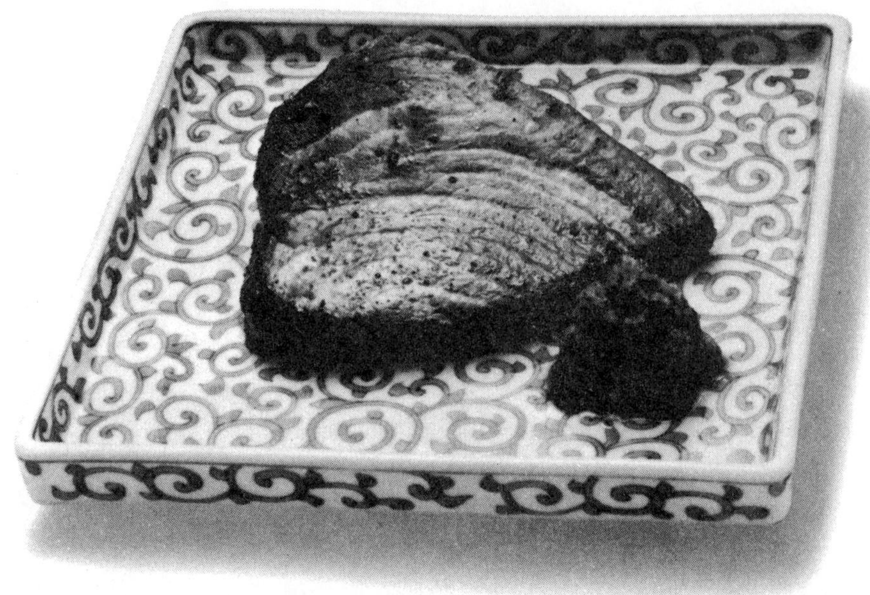

덮고 중간 불로 구워낸다.

④ 오이는 갈아 가볍게 국물을 짜내 곁들인다.

• 가족은 기름을 버리지 말고 물과 합쳐 구으면 깊은 맛이 난다.

소고기 한 입 스테이크

신선한 고기를 레어나 미디움으로 굽는다.

재료(4인분)

소고기 넓적다리살 70~80g 4토막, 감자 2개, 작은 양파 4개, 당근 4㎝.

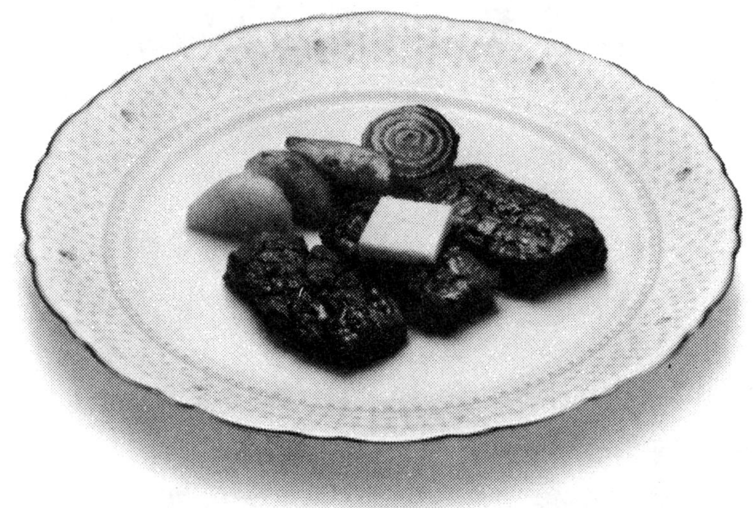

만드는 법

① 고기의 양면을 칼로 잘 두드린 다음 3등분하여 소금 작은술 $\frac{2}{3}$ 후추를 조금 뿌린다.

② 감자는 4등분하고 당근은 반으로 자른 뒤 어슷썰기하여 함께 부드럽게 데쳐 물기를 빼 둔다.

③ 작은 양파는 2~3등분하여 고리 모양으로 만든다.

④ 철판에 샐러드 기름과 버터 각 큰술 1개를 넣어 달구어 ①의 고기를 넣고 양면을 구운 뒤 기호에 따라 익혀 그릇에 담고 버터 소량을 얹는다.

⑤ 다른 냄비에 샐러드 기름 큰술 $1\frac{1}{2}$을 넣어 달구어 ②와 ③의 야채를 볶아 소금, 후추를 넣어 ④의 고기에 곁들인다.

오븐 토스터로 굽는다

오븐토스터는 오븐 보다 훨씬 쉽게 구할 수 있고 사용 방법에 따라서는 오븐을 충분히 사용할 수 있다.

한번에 아래 위에서 가열할 수 있고 오븐 보다 빨리 구울 수 있으므로 치료중 1인용을 만들 때 매우 편리하다. 열이 내는 효과는 오븐 정도는 아니지만 후라이팬으로 굽는 것 보다는 훨씬 부드럽고 굽는다기 보다 찜구이에 가까운 상태로 완성되므로 생선이나 고기를 보다 소화가 잘 되는 상태로 만들 수 있다.

닭고기 가슴살 호일 구이

치즈를 끼워 호일 구이를 하면 촉촉한 맛을 즐길 수 있다.

재료(4인분)

닭고기 가슴살 8개, 녹은 타입 치즈 2㎜ 두께 8장, 파세리 약간, 알미늄 호일 적당히.

만드는 법

① 닭고기 가슴살은 힘줄을 제거하고 중앙에 칼집을 넣어 소금 작은술 $\frac{1}{2}$ 개, 후추 조금을 뿌린다.

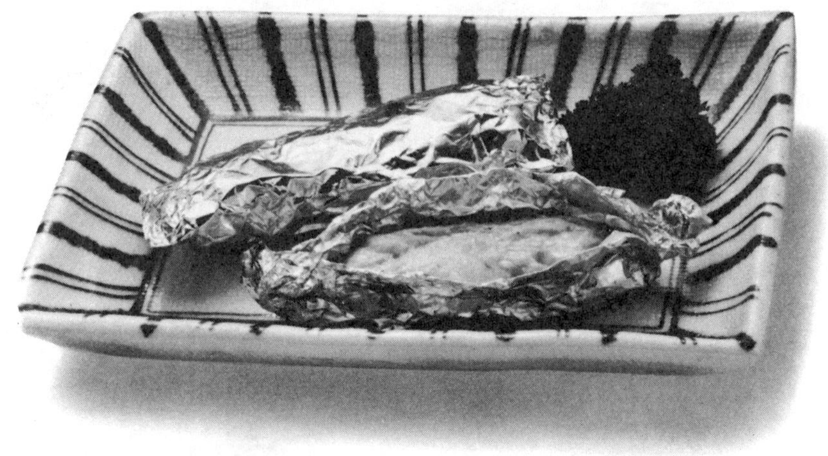

② ①의 가슴살의 물기를 제거하고 칼집을 낸 곳에 치즈를 끼워 삐져나오는 것을 잘라낸다.

③ 알미늄을 15㎝ 정도로 잘라 버터나 샐러드 기름 소량을 발라 ②의 닭고기를 얹고 치즈를 얹어 알미늄으로 싸 오븐 토스터로 5~6분 구워 가슴살이 익으면 알미늄을 씌운 채 파세리를 곁들인다.

컬리플라워 구이

컬리플라워를 향기롭고 부드럽게.

재료(4인분)

컬리플라워 $\frac{1}{2}$개, 닭고기 날개살 150g, 계란 노른자 4개, 파세리 약간.

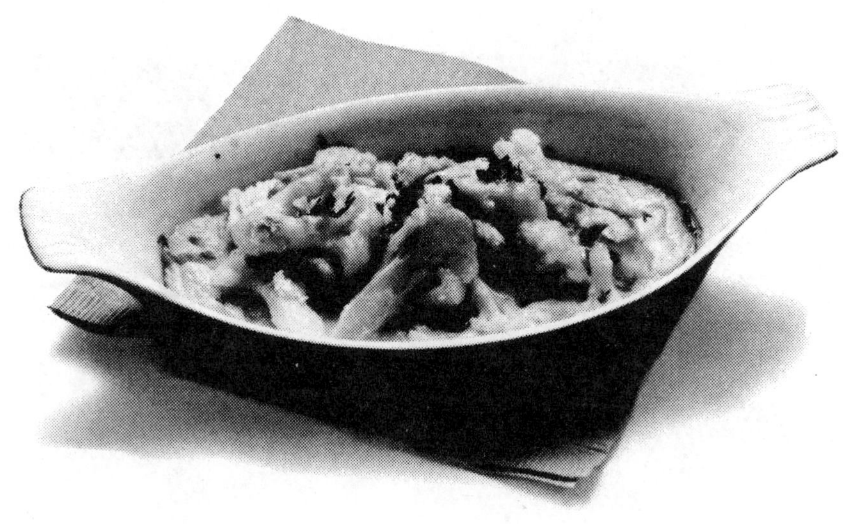

만드는 법

① 컬리플라워는 작게 나누어 데쳐 얇게 썬다.

② 닭고기 날개살은 소금 소량을 뿌려 소금이 녹을 때까지 두고 끓는 물로 7~8분 데쳐 식은 뒤 껍질을 벗기고 고기를 손으로 잘게 찢는다.

파세리는 다져 물에 담구었다 물기를 제거한다.

④ 계란 노른자는 풀어 둔다.

⑤ 후라이팬에 샐러드 기름 큰술 1개를 넣어 달구어 ①의 컬리플라워와 ②의 닭고기를 볶고 기름기가 돌면 소금 작은술 $\frac{2}{3}$, 후추 조금으로 조미한다.

⑥ 내열성 용기에 버터나 샐러드 기름을 얇게 발라 ⑤를 계란 노른자 적당량으로 부쳐 담고 남은 노른자를 뿌려 오븐토스터에 넣어 계란 노른자가 반숙 정도가 될 때까지 구워 ③의 다른 파세리를 뿌린다.

도미 구이

지나치게 눌리는 것은 위에 금물이다. 눌기 쉬운 계란 노른자도 오븐토스터를 사용하면 누는 일 없이 만들 수 있다. 보기 좋게 만드는 것은 식욕을 촉진시킨다는 의미에서도 중요하다.

재료(4인분)

도미 3토막, 계란 노른자 2개, 컬리플라워 작게 나눈 것 4개

만드는 법

① 도미는 1㎝ 폭으로 잘라 소금 작은술 $\frac{3}{5}$, 맛술, 술 각 작은술 1개를 뿌려 4~5분 둔다.

② 컬리플라워는 데쳐 얇게 썰고 술 큰술 1개, 설탕 작은술 1개, 소금 소량을 썰어 합쳐 둔다.

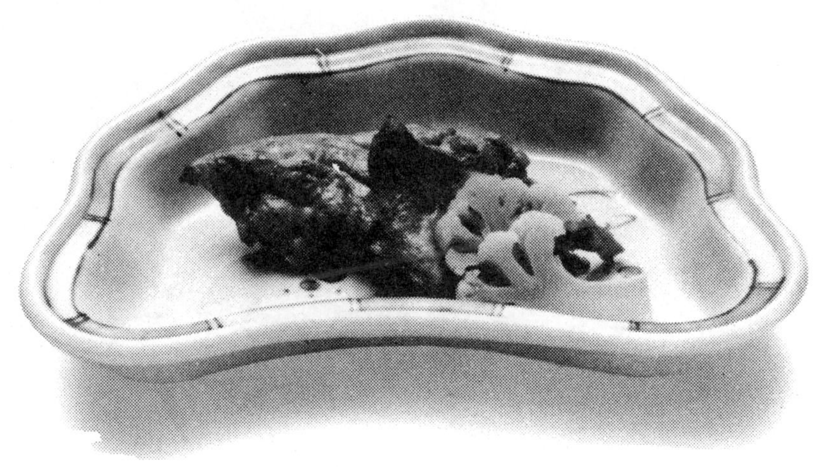

③ 오븐 토스터의 석쇠에 기름을 조금 빨라 ①의 도미를 얹고 익힌다.

④ ③의 양면에 계란 노른자를 바르고 마르면 덧발라 구워 ②의 컬리플라워를 곁들여 담는다.

• 도미는 가능하면 꼬리에 가까운 쪽을 이용하는 편이 썰 때 부서지지 않는다.

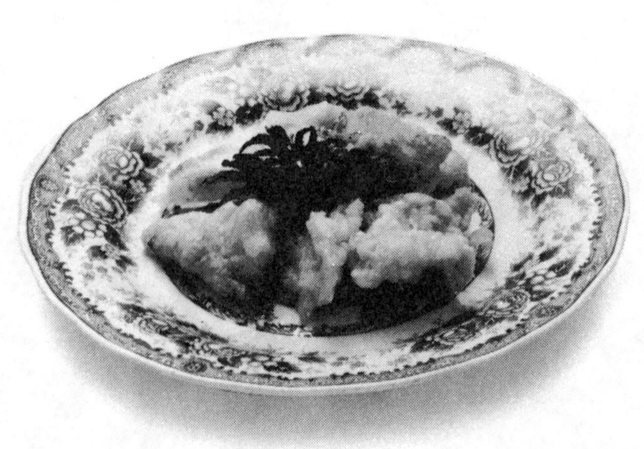

일식 조림

일식 조림은 밥처럼 매일 먹어도 질리지 않는다. 소화가 잘 되도록 부드럽게 조리기 위해서는 보통보다 긴 시간을 들인다. 오랫동안 조릴 때의 주의점은 국물 맛을 엷게 하는 것이다.

고기를 조릴 때는 살짝 익히거나 아주 푹 익힌다. 어중간하게 조리면 단단해져 소화가 잘 되지 않는 상태가 된다.

고기 감자

돼지고기 얇게 썬 것은 조리기 전에 지방질을 제거한다.

재료(4인분)

돼지고기 얇게 썬 것 200g, 감자 500g, 양파 큰 것 1개, 당근 작은 것 1개.

만드는 법

① 돼지고기는 지방이 많은 부위는 잘라내고 한 입 크기로 썬다.

② 감자는 네 토막에 겉을 깎아내고 물에 담근다. 양파와 당근은 반달 썰기한다.

③ 냄비에 샐러드유 큰술 2개를 넣고 달구어 고기를 볶고 색이 변하면

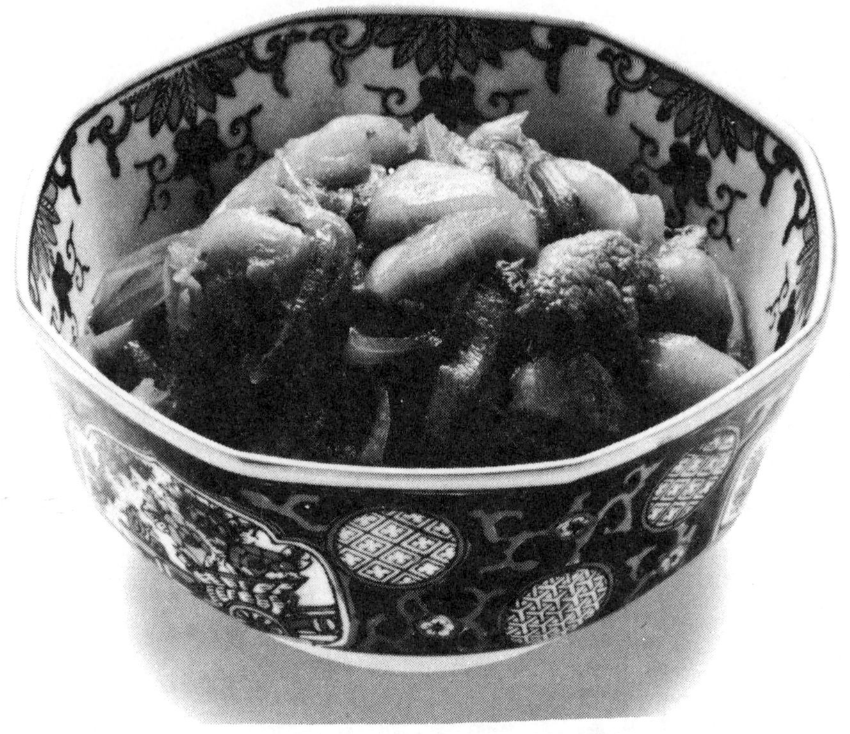

감자, 양파, 당근 순으로 볶아 물$1\frac{1}{2}$을 붓고 끓으면 거품은 거두어 내고 설탕 큰술 1개, 간장 큰 술 $4\frac{1}{2}$로 조미한다.

④ 다시 끓으면 약한 불에서 감자가 부드러워 질 때까지 14~15분에 걸쳐 조린다. 가족은 그린피스를 넣어 한 번 끓여도 좋다.

닭고기 조림

고기에 밀가루를 뿌려 조리는 음식으로 고기가 푸짐하고 부드럽게 조려진다.

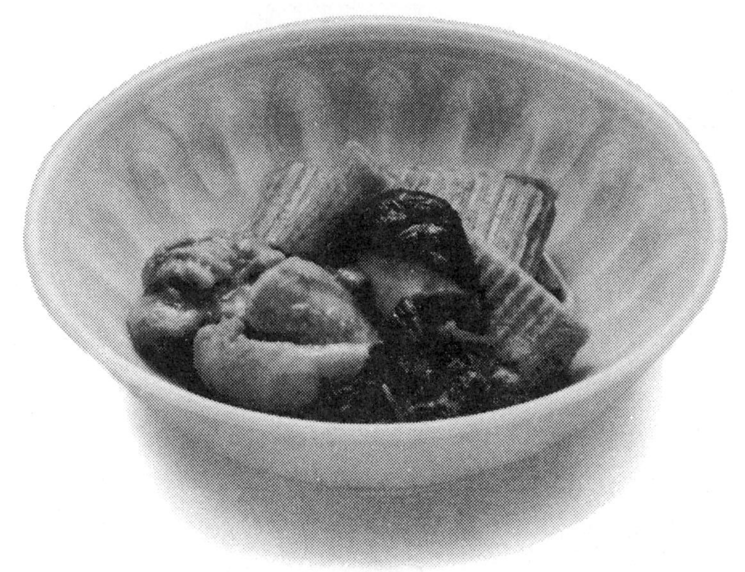

재료(4인분)

닭고기 넓적다리살 250g, 생표고버섯 4장, 쑥갓잎 조금.

만드는 법

① 쑥갓은 데쳐 둔다. 표고버섯은 자루를 제거하고 썬다.

② 닭고기는 껍질을 벗겨 한 입 크기로 썰어 밀가루를 얇게 무친다.

③ 평평한 냄비에 $1\frac{1}{2}$컵, 설탕 큰술 1개, 맛술, 술 각 큰술 2개,간장 큰술 4개를 넣어 한 번 끓여 약한 불에서 생표고버섯을 넣는다.

④ 냄비를 흔들면서 4~5분 끓여 재료에 맛이 배면 쑥갓을 넣어 한번 더 끓여 국물째 담는다.

• 가족들은 겨자를 곁들여서.

냄비 유부

유부에 넣는 계란은 너무 익히지 말도록 한다.

재료(4인분)

유부 2장, 계란 작은 것 4개, 흰살생선 2토막, 무우 200g, 당근 5㎝, 녹두 국수 50g, 오가리 25㎝ 길이 4개.

만드는 법

① 유부는 반으로 잘라 속을 벌려 2~3분 끓는 물에 담아 물기를 뺀다.

② 오가리는 소금으로 비벼 씻어 살짝 데친다.

③ 무우는 4~5㎝ 두께로 나박썰기를 한다. 당근은 무우보다 조금

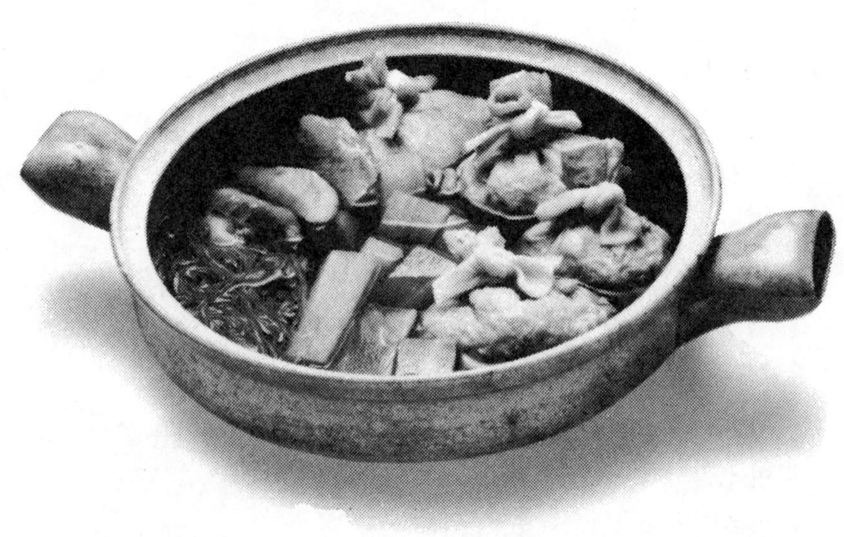

작게 나박썰기하여 각각 데쳐 둔다.

④ 흰살 생선은 끓는 물을 몇차례 붓고 녹두 국수는 끓는 물에 불려 먹기 좋게 자른다.

⑤ ①의 유부에 계란 1개씩 깨 넣고, 입구를 호박으로 묶는다.

⑥ 냄비에 물3컵, 간장 큰술2개, 술 큰술 1개, 소금 작은술 $\frac{1}{3}$ ~ $\frac{1}{2}$ 을 섞어 ⑤에 넣고 끓으면 무우, 당근, 흰살 생선, 녹두 국수 순으로 넣어 조리면서 국물째 덜어 먹는다.

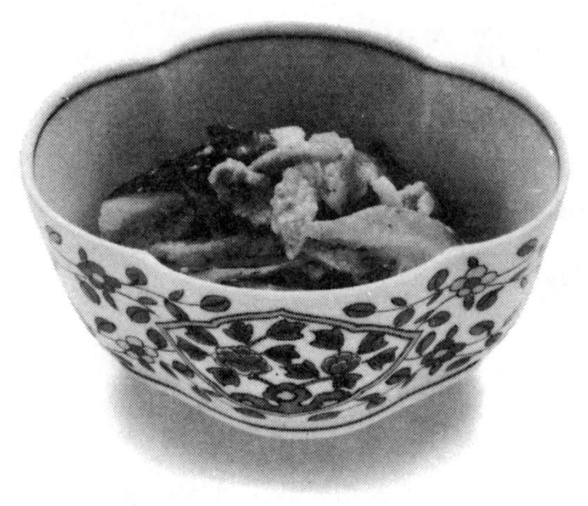

중국식 조림

조림만이 아니고 중국 요리는 냄비 하나로 단시간에 만들 수 있으므로 환자를 위해 1인분만 만들 때는 아주 편리하다. 그러므로 작은 중화 냄비는 한 개 준비해 두는 것이 좋다.

중국 요리의 조림 경우는 재료를 반드시 볶은 뒤 조린다. 기름을 너무 흡수하지 않도록 하기 위해서는 매우 강한 불로 볶고 야채라면 한번 데친 뒤 볶으면 기름의 흡수량은 상당히 적어진다.

양배추 우유 조림

스킴 밀크를 넣은 우유로 양배추를 볶는다. 미네랄이 듬뿍 담겨져 있고 변비 예방에도 좋다.

재료(4인분)

양배추 $\frac{1}{2}$ 개(500ｇ), 닭고기 날개살 250ｇ, 청경채 2개, 당근 4㎝, 녹말가루 조금, 우유 $\frac{1}{2}$ 컵, 스킴밀크 큰 술 3개.

만드는 법

① 닭고기는 껍질과 지방을 제거하고 가늘게 썰어 소금 작은술 $\frac{1}{3}$, 술 큰술 1개를 뿌린다.

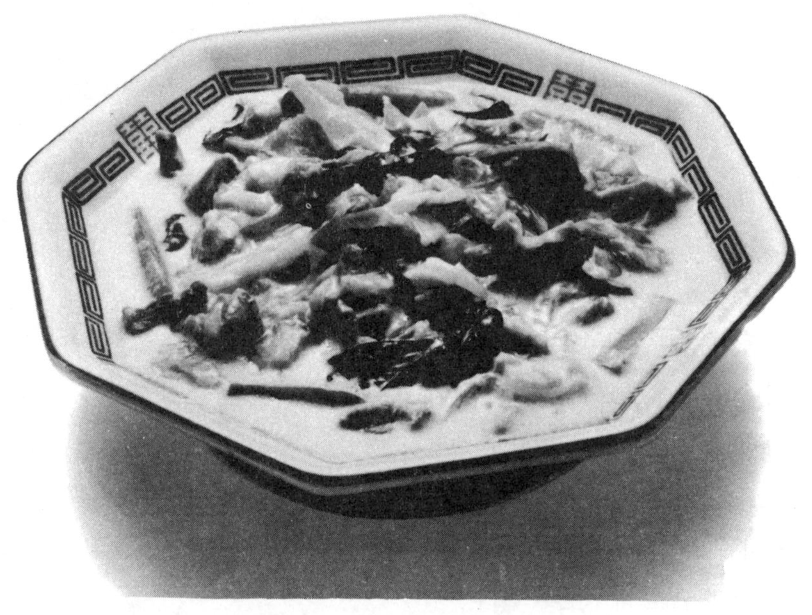

② 양배추는 끓는 물에 숨이 푹 죽도록 데치고 굵은 잎은 제거한다.

③ 청경채는 잎 끝은 잘라내고 굵은 줄기 부분은 가로 반으로 썬다.

④ 당근은 가늘게 나박 썰기한다.

⑤ 우유에 스킴 밀크를 섞어 둔다.

⑥ 냄비에 샐러드 기름 큰술 2개를 넣어 달구어, ①의 고기 국물을 따라내고 녹말을 뿌려 넣고 당근, 청경채, 줄기 순으로 넣어 볶는다.

⑦ 양배추, 물 1컵을 넣고 4~5분 끓여 ⑤와 소금 작은술 3/4, 청경채의 잎을 넣어 2~3분 끓이고 물에 푼 녹말로 걸죽하게 하여 불을 끄고 깨를 쳐 약한불로 섞는다.

• 청경채는 중국의 청채이다.

서양식 조림

물을 듬뿍 또는 스프 속에서 고기나 생선을 데치듯이 끓이면 여분의 지방이나 액기스가 빠져 위에 자극 성분을 준다. 액기스가 많은 고기에 이 방법을 이용하고 동시에 야채를 맛있게 먹을 수 있는 방법이다.

또 버터 맛을 싫어하는 사람은 소량의 샐러드유로 볶아 토마토를 넣어 조리는 것을 권하고 싶다. 버터의 맛을 좋아하면 식물성 유지 보다 소화가 잘 되므로 바꾸도록 한다.

야채와 소고기 스프

소고기의 맛을 간직하면서 부드럽게 익은 야채를 맛볼 수 있는 요리.

재료(4인분)

소 정강이살이나 덩어리 300g, 감자 8개, 당근 작은 것 1개, 파 5cm.

만드는 법

① 고기에 소금 작은술 $\frac{1}{2}$, 후추 소량을 뿌려 실로 묶어 모양을 유지시킨다.

② 속이 깊은 냄비에 물 5컵, 파를 넣고 끓여 ①의 고기를 넣고 끓으면 약한 불로 줄이고 거품을 퍼내고 1시간 반 정도 들여 고기가 부드러워

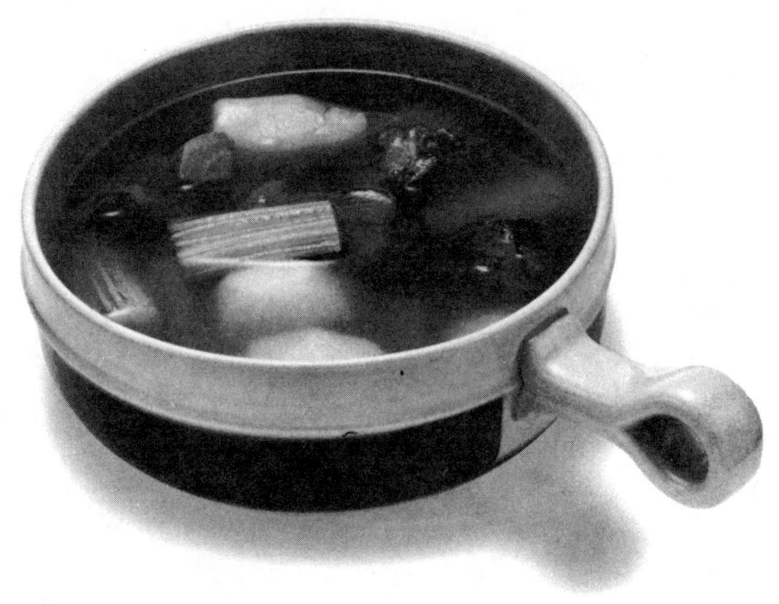

질때까지 삶는다.

③ 감자는 반으로 잘라 면을 제거하여 물에 담군다.

④ 샐러리는 줄기를 제거하고 5㎝ 길이로 썰고 양파는 껍질을 벗기고 당근은 5㎝ 길이로 썬다.

⑤ ②에 감자, 당근, 양파를 넣고 또 30분 정도 삶아 샐러리를 넣고 소금 큰술 $\frac{1}{2}$, 술 큰술 1개, 간장 작은술 1개, 후추 소량으로 맛을 정돈하고 샐러리가 부드러워 질 때까지 익힌다.

⑥ 고기를 꺼내 실을 풀고 8등분으로 썰어 냄비에 다시 담고 한 번 끓여 스프와 함께 용기에 담는다.

• 스프에는 고기의 엑기스가 포함되어 있으므로 치료중인 사람은

스프를 삼가하고, 물론 가족은 스프도 고기도 맛있으므로 듬뿍 들도록.

가지와 돼지고기 토마토 조림

가지는 한 번 데친 뒤 기름에 볶으면 기름을 많이 먹지 않는다. 그리고 토마토도 붉게 익은 것이라면 신맛이 적어 위에 부담이 되지 않는다.

재료(4인분)

가지 3개, 돼지고기 얇게 썬 것 250g, 샐러리 1개, 양파 1개, 토마토 3개, 토마토 쥬스 1컵.

만드는 법

① 가지는 껍질을 가로로 간격을 두고 벗겨 2cm 길이로 썰어 1~2분 데치고 물에서 건져 물기를 짠다.

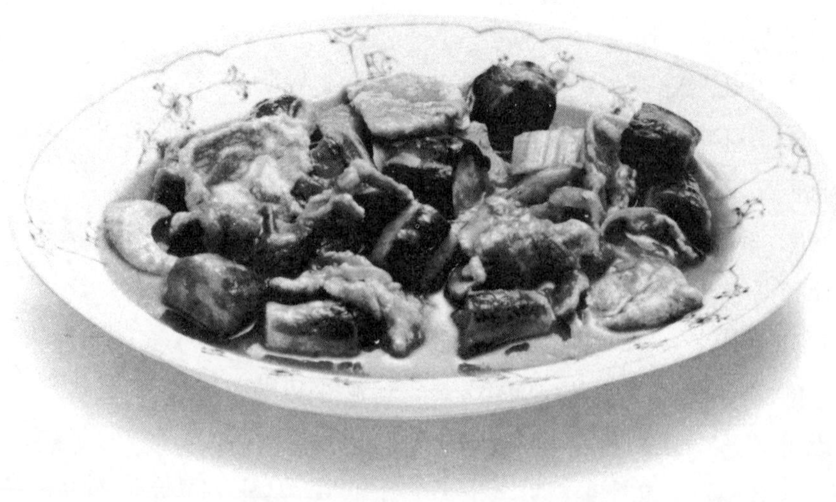

② 고기는 3~4㎝ 길이로 썰고 샐러리는 줄기를 제거하고 1㎝ 폭으로 썰고 양파도 썰고 토마토는 껍질을 끓는 물에 담구어 벗긴다.

③ 샐러드유 큰술 $1\frac{1}{2}$로 고기를 볶아 색이 변하면 양파와 함께 볶는다. 양파가 숨이 죽으면 밀가루를 작은 술 1개 뿌려 같이 볶다가 물 $\frac{1}{3}$컵과 토마토 쥬스를 넣는다.

④ ③에 가지, 토마토, 샐러리 순으로 넣어 소금, 간장 각 작은술 1개, 후추 조금으로 조미하여 샐러리가 부드러워질때까지 끓이면서 충분히 조린다.

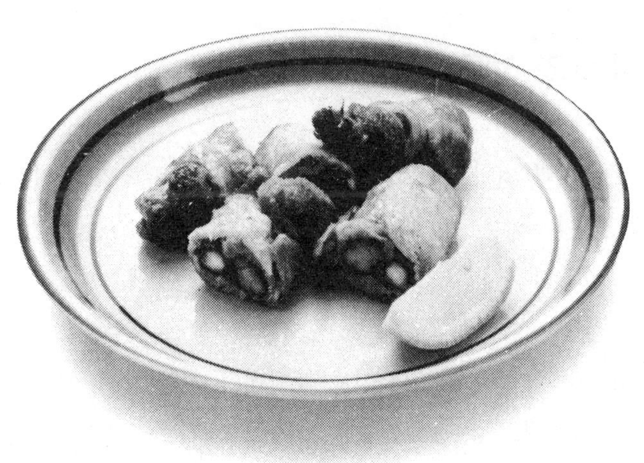

볶음

볶음은 매우 강한 불로 단시간에 재료를 익히는 합리적인 조리법이다. 특히 야채 조리법으로써는 가장 적합하여 비타민이나 미네랄의 손실을 최소화할 수 있다.

위·십이지장의 회복을 촉진시키기 위해서는 비타민이나 미네랄의 공급원인 야채를 건강한 사람과 마찬가지로 하루 300g은 섭취해야 한다. 날것으로 먹는 것보다 부피는 훨씬 줄고 게다가 비타민이나 미네랄이 생것에 가까운 상태인 볶으므로 야채를 듬뿍 섭취하도록 하자.

시금치와 계란 볶음

닭고기 껍질과 지방을 소화가 잘 되지 않으므로 미리 제거한다.

재료(4인분)

닭고기 넓적다리살 250g, 시금치 1다발, 계란 3개.

만드는 법

① 닭고기는 껍질과 여분의 지방을 제거하고 양면을 칼로 다져 썬다.

② 시금치는 데쳐 2~3㎝ 길이로 썰어 물기를 짜 간장 작은술 2개를 뿌려 다시 한번 물기를 짠다.

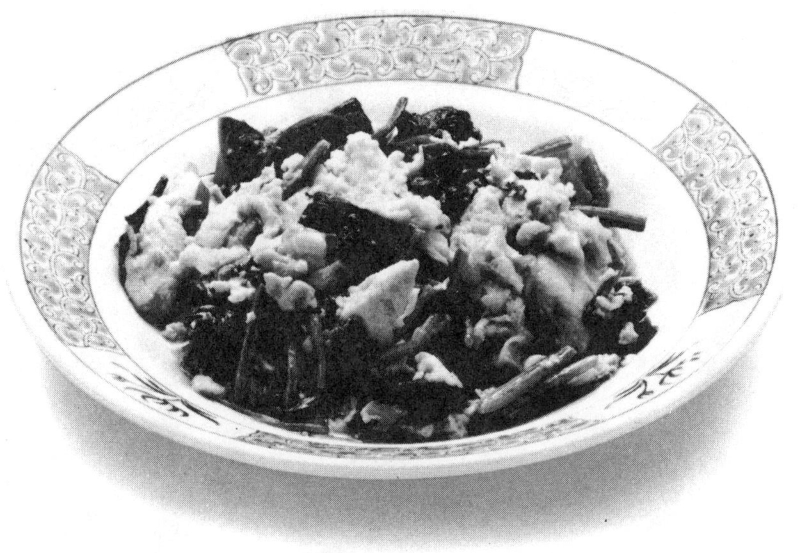

③ 계란은 소금 작은술 $\frac{1}{3}$ 을 넣어 푼다.

④ 중국식 냄비에 버터 각 큰술 1개를 넣어 달구어 계란을 한번에 붓고 크게 저어 볶아낸다.

⑤ ①에 기름 큰술 1개를 더해 ①의 고기를 볶고, 소금 작은술 $\frac{1}{2}$, 간장 작은술 1개로 조미하고 고기가 익으면 ②의 시금치를 넣고 기름이 돌면 ④의 볶은 계란을 다시 넣어 불을 끄고 약한 불로 섞는다.

된장에 고기 콩 볶음

지방이 없는 돼지고기는 지나치게 볶으면 단단해지므로 불의 세기를 적당히 한다.

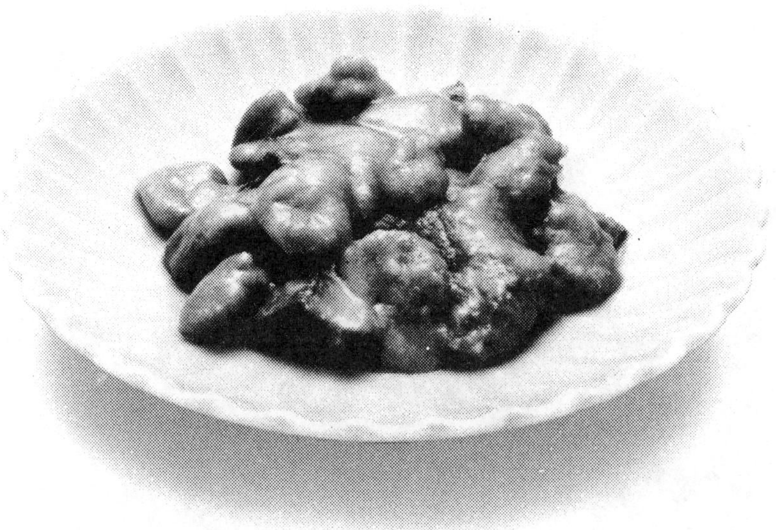

재료(4인분)

돼지고기 넓적다리 100g 3토막, 콩 $\frac{1}{2}$컵, 된장 큰술 1개, 녹말가루 $\frac{1}{2}$.

만드는 법

① 된장에 술 큰술 1개를 섞어 고기에 얹어 30분 동안 둔다.

② 콩은 소금으로 데쳐 껍질을 벗긴다.

③ 고기에서 된장을 벗겨 썬다.

④ 물 $\frac{1}{2}$컵, 간장 큰술 $\frac{1}{2}$, 된장 큰술 2개, 녹말가루를 섞어 둔다.

⑤ 기름 큰술 1개를 넣어 달구어 ③의 고기를 볶고 고기가 익으면 ④의 조미료를 넣어 볶다가 걸죽하게 되면 ②의 콩을 넣어 1분 정도 더 볶는다.

감자 채 볶음

감자는 생것을 볶으면 기름을 소량만 쓸 수 있다.

재료(4인분)

감자 2개, 생표고버섯 1장, 당근 4㎝,피망 2개.

만드는 법

① 감자는 채 썰어 물에 듬뿍 담구었다 물기를 뺀다.

② 표고버섯과 당근은 채썬다.

③ 피망은 씨를 빼 채썰고 소금을 조금 넣은 끓는 물에 살짝 데쳐 물기를 빼 식힌다.

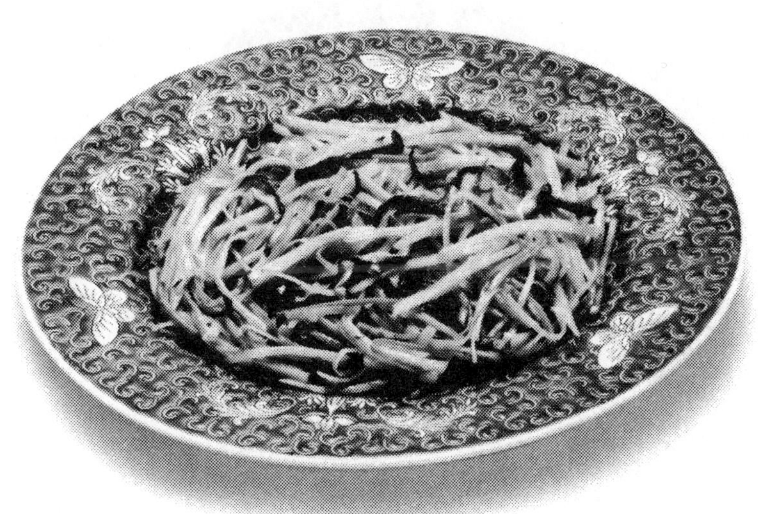

④ 중국 냄비에 샐러드유 큰술 $1\frac{1}{2}$ 을 넣어 달구어 감자, 당근, 표고버섯 순으로 넣어 볶고 감자가 투명해 지면 물 큰술 $1\frac{1}{2}$ 소금 작은술 $\frac{1}{2}$ 후추 소량으로 조미한다.

⑤ 계속 저으면서 볶아 감자가 물렁해지면 피망을 넣고 한번 더 볶아 준다.

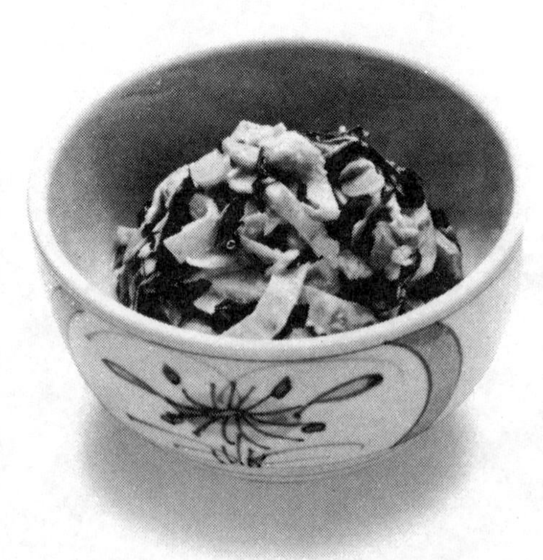

무침

위 · 십이지장 궤양인 사람은 음식을 조금 먹는 경향이 있다. 일품으로 볼륨을 주기 보다 이것저것 음식 수를 많이 잡는 편이 식욕이 날 것이다. 그런 점에서 무침은 재료 배합에 따라 여러가지를 만들 수 있다. 야채만이 아니고 단백질원을 보급할 수 있게 연구하고 무침 재료로는 식초는 삼가하고 깨, 마요네즈 등으로 칼로리를 높인다.

돼지고기 오이 무침

된장에 무쳐 위에 자극을 주지 않는다.

재료(4인분)

돼지고기 얇게 썬 것 150g, 오이 1개, 된장 큰술 3개.

만드는 법

① 돼지고기는 기름기를 제거하고 끓는 물로 데쳐 물에 담아 식혀 물기를 제거해 가늘게 썬다.

② 오이는 껍질을 벗겨 채썬다.

③ 된장을 잘 섞는다.

④ 식탁에 올리기 바로 전에 ①의 고기와 오이를 된장으로 무쳐 그릇

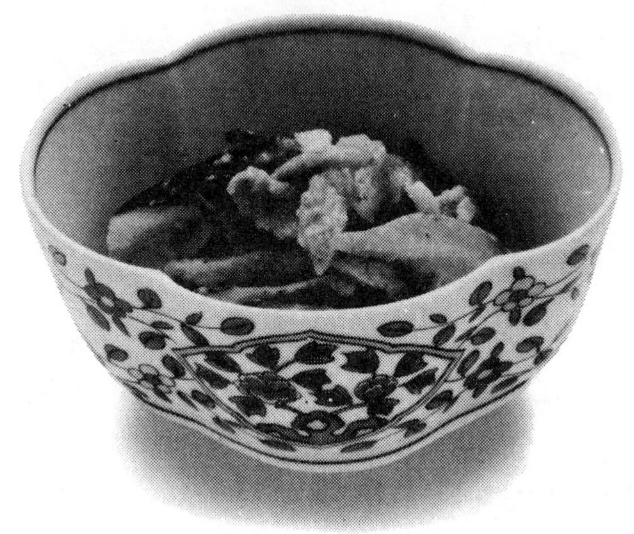

에 담는다.

• 된장에 설탕 큰술 1개 정도를 보충해도 좋다.

브로컬리 깨무침

깨를 많이 사용하여 칼로리를 높인다.

재료(4인분)

브로컬리 작은 것 1다발, 어묵 1장, 검정 깨 큰술 4개.

만드는 법

① 브로컬리는 작게 나누어 소금을 조금 넣은 끓는 물에서 색깔 곱게 데쳐 물기를 제거하여 식힌다.

② 어묵은 깨끗이 씻어 석쇠에 구워 얇게 썬다.

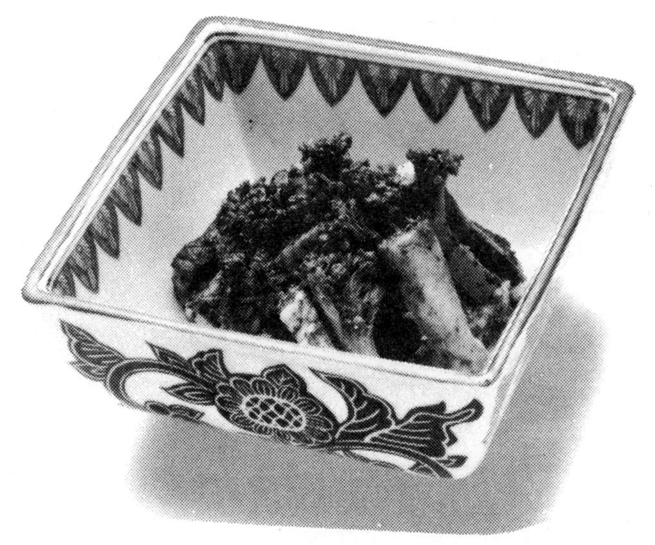

③ 깨는 두꺼운 냄비에 향이 좋게볶아 절구에 빻아 설탕 큰술 1개, 간장 큰술 $1\frac{1}{2}$을 섞어 ① 브로컬리 ②의 어묵을 무친다.

• 시판되고 있는 깨는 가볍게 다시 한 번 볶아서 쓰면 좋다.

고등어 된장 무침

고등어는 구워 산뜻한 맛으로 먹는다.

재료(4인분)

고등어 3토막, 실파 1다발, 된장 큰술 $3\frac{1}{2}$.

만드는 법

① 고등어는 구워 껍질을 벗겨 뼈를 제거하고 살은 대충 으깬다.

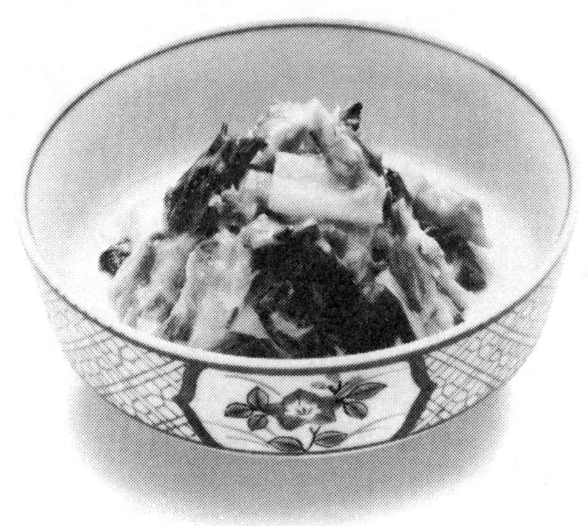

② 실파는 끓는물에 데쳐 2㎝ 길이로 썬다.

③ 된장, 물 큰술 1개, 식초 큰술 $2\frac{1}{2}$을 섞어 약한 불에 끓였다 식혀 ①과 ②를 무친다.

데친 콩 마요네즈 무침

고기를 싫어하는 사람에게 전하고 싶은 양질의 단백질이 풍부한 무침이다.

재료(4인분)

데친콩 1컵, 계란 1개, 미역 소량 마요네즈 큰술 3.

만드는 법

① 콩은 콩조림 만드는 법(53페이지)을 참고로 부드럽게 데쳐 껍질을

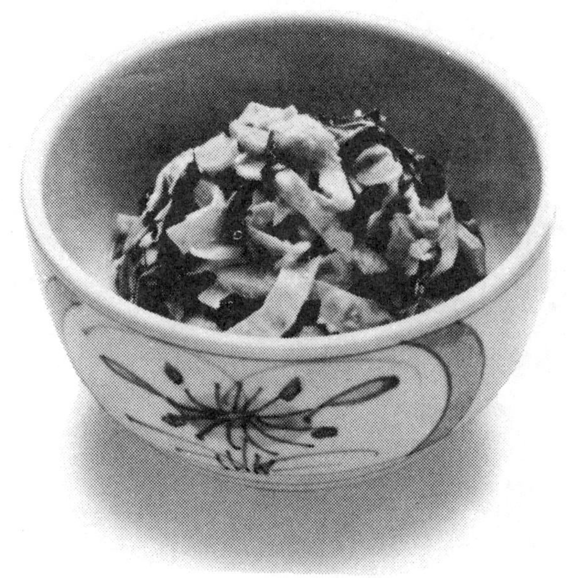

벗긴다. 냉동 보존한 것을 사용할 때는 언채 끓는물에 넣어 다시 끓인 뒤 껍질을 벗긴다.

② 계란은 소금 소량을 넣어 풀고 기름을 얇게 두른 후라이팬에 구워 식힌 뒤 말아서 가늘게 썬다.

③ 미역은 끓는 물에 넣어 금방 식혀 물기를 제거하고 불린 뒤 가늘게 썬다.

④ 마요네즈에 간장 작은술 1개를 넣어 잘 섞고 물기를 제거한 ①의 콩,③의 미역과 ②의 계란을 섞어 무친 다음 그릇에 담는다.

중국식 무침

맛과 색이 어울려 식욕을 돋군다.

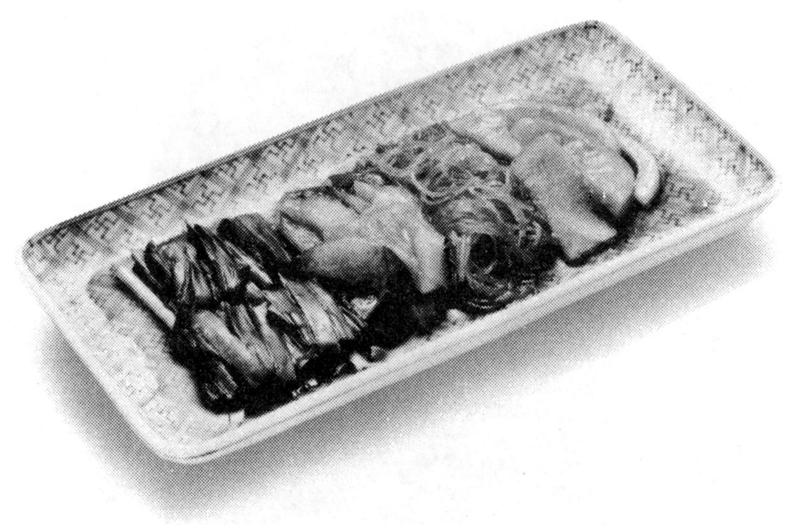

재료(4인분)

토마토 1개, 녹두 국수 30g, 가지 2개, 부추 1단, 참기름 소량.

만드는 법

① 토마토는 얇게 썰고 녹두 국수는 불려 잘게 썬다. 가지와 부추는 데친 뒤 먹기 좋게 자른다.

② 식초 큰술 $2\frac{1}{2}$, 기름 큰술 $1\frac{1}{2}$, 간장 큰술 2개, 참기름 소량으로 ①을 각기 무쳐 담는다.

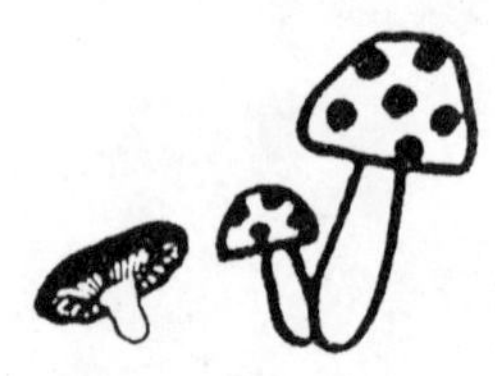

튀김

튀김도 기름의 흡수율이 낮으면 위에 부담을 주지 않는다. 예를 들면 중국식 파라핀지로 재료를 쌓아 튀기는 방법은 재료가 기름을 거의 흡수하지 않는다. 또 완탕이나 교자 등도 기름의 흡수량은 의외로 적다.

한 번 사용한 기름은 산화되기 쉬우므로 사용한 뒤에는 곧 걸러 갈색병에 넣어 차고 어두운 곳에 보관한다. 산화된 기름은 소화가 잘 되지 않으므로 치료 중인 사람은 새 기름을 사용하도록 한다.

완탕 튀김

내용물로는 치즈와 간과 부추 3가지 종류. 부추를 넣은 것은 증상이 좋을 때 잘 씹어 먹을 것. 간단히 만들 수 있으므로 간식 대신으로 적합하다.

재료(4인분)

완탕 피, 치즈 5㎜ 두께 2장, 레바 페스트 큰술 3, 다시마 조금, 부추 조금.

만드는 법

① 치즈는 각각 가로는 4등분하여 완탕 피 1장에 1개를 얹고 말아

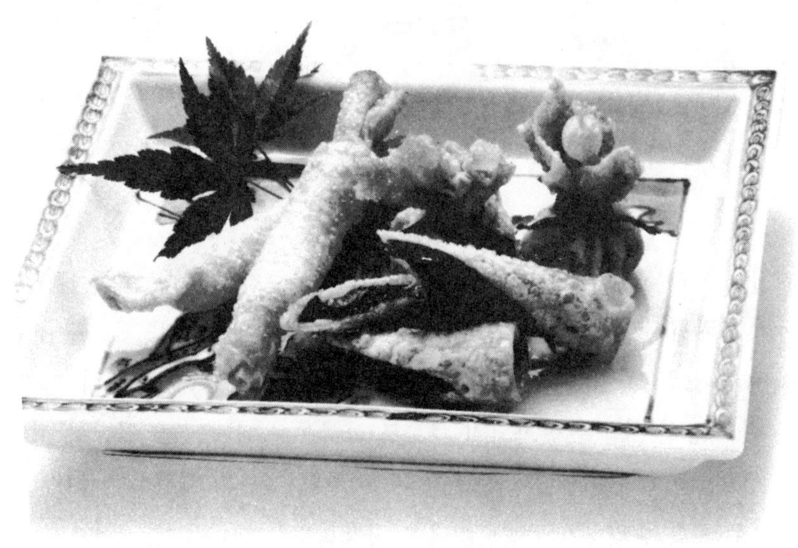

양끝을 꼰다.

② 완탕 피에 레바 페스트를 8등분하여 얹고 모양을 내 가는 다시마로 입구를 묶는다.

③ 부추는 잘게 썰어 완탕 피에 8등분하여 얹어 말아 양끝을 손가락으로 눌러준다.

④ 튀김 기름을 중간 온도로 달구어 ①, ②, ③을 넣어 튀긴다.

가자미 튀김

고온의 기름으로 튀길 것. 온도가 낮으면 기름을 많이 흡수한다.

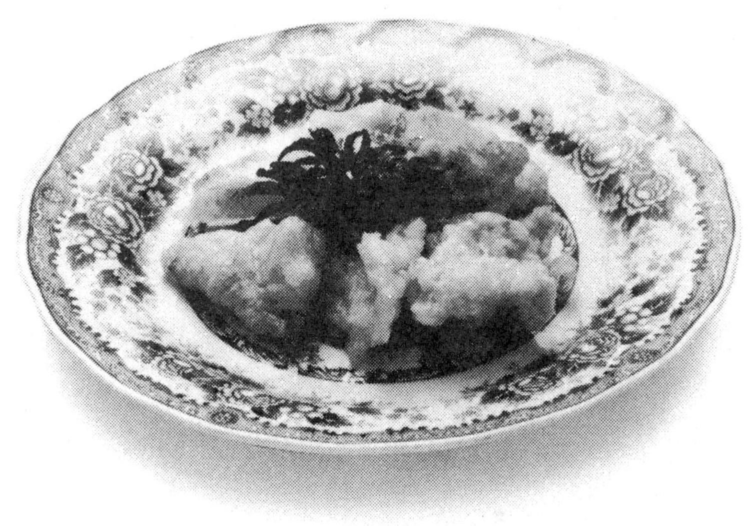

재료(4인분)

가자미 3토막, 사과 작은것 1개, 계란 흰자 1개, 크레송 조금.

만드는 법

① 가자미는 소금 작은술 1/2, 술 작은 술 1개를 뿌려 둔다.

② 사과는 껍질을 벗겨 1㎝ 두께의 반달 썰기로 씨를 빼고 소금물에 담구었다 물기를 거둔다.

③ 계란 흰자는 거품을 내둔다.

④ 물 큰술 4개, 설탕, 샐러드유 각 작은술 1개를 잘 섞어 밀가루 $\frac{2}{3}$ 컵을 뿌려 잘 섞어 ③의 계란 흰자를 넣어 거품이 사라지지 않도록 재빨리 섞는다.

⑤ ①의 생선,③의 사과의 물기를 제거하여 밀가루를 얇게 뿌린 뒤 ④의 옷을 입혀 고온에서 달군 기름으로 사과, 생선 순서로 튀긴다.

튀김 조림

기름으로 튀긴 뒤 조리면 튀긴 것 표면의 여분의 기름이 빠져 위에 부담을 덜 주게 된다. 이 방법으로는 어묵도 먹을 수 있다. 조릴 때는 조미료를 흡수하기 쉬우므로 간은 엷은 맛으로 하고 데우는 정도로 살짝 조려낸다.

일반적인 조림용 국물을 이용해 조리면 기름지고 텁텁해지기 쉬우며 위・십이지장 궤양인 사람에게는 부적당하다. 또 조림 국물에는 튀김 기름이 녹아 나오므로 먹지 않는 편이 무난한다.

가자미 조림

간 무우가 기름의 소화를 돕는다.

재료(4인분)

가자미 작은 것 4토막, 무우 간 것 2컵, 오크라 조금, 녹말가루 조금.

만드는 법

① 가자미는 간장 큰술 1개를 뿌려 4~5분 동안 둔다.

② 오크라는 끓는 물에 살짝 데친다.

③ ①의 가지미 국물을 따라내고 녹말가루를 골고루 뿌려 고온으로

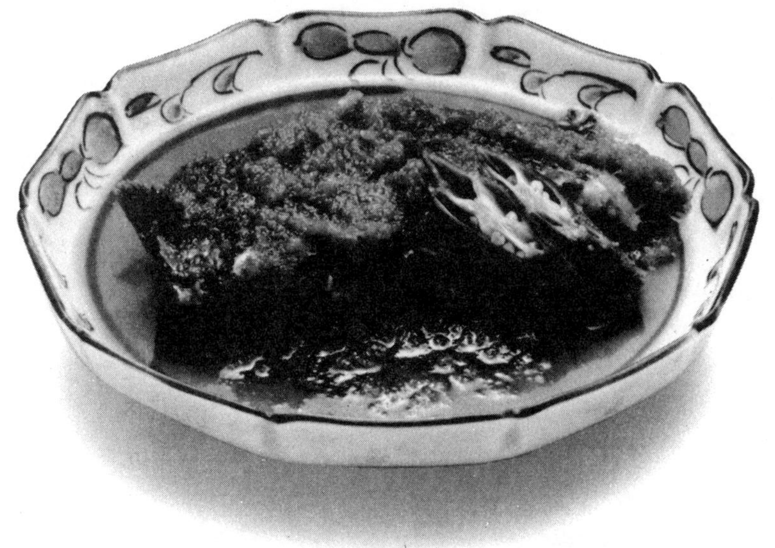

달군 기름에 넣어 도중에 화력은 조절하여 속까지 익힌다.

④ 평평한 냄비에 물 1컵, 간장, 맛술 각 큰술 $3\frac{1}{2}$을 섞어 불에 올리고 끓으면 무우 간 것의 $\frac{1}{2}$과 가자미를 넣는다.

⑤ 2~3분 끓여 가자미에 맛이 배면 남은 무의 간 것을 넣어 불을 끄고 무우 간 것을 함께 담고 ②의 오크라를 어슷썰어 곁들인다.

• 무우 간 것을 두 번에 나누어 넣는 것은 무우의 단맛과 상큼한 매운 맛을 살리기 위해서이며 오래 끓이지 않도록 한다.

닭고기 튀김 조림

식초를 넣지 않고 토마토캐찹의 약한 신맛을 이용한 돼지고기풍 튀김

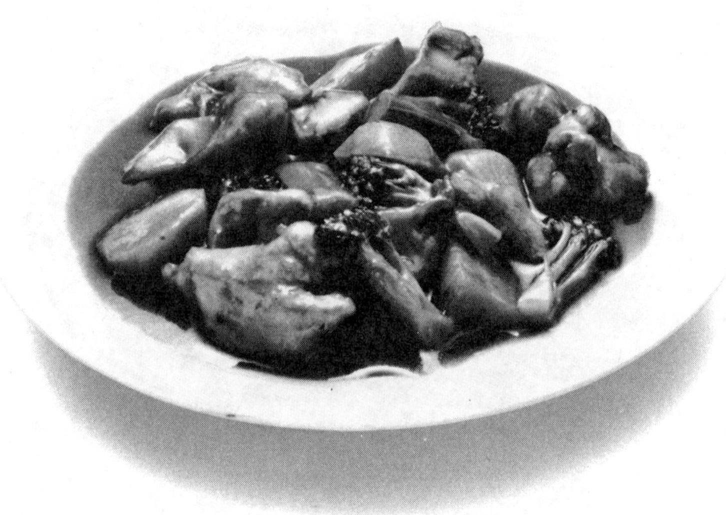

조림이다.

재료(4인분)

닭고기 넓적다리살 250g, 브로컬리 1다발, 토란 6개, 당근 6㎝, 녹말가루 소량, 조미료(물 $1\frac{1}{3}$ 컵, 간장 큰술 2개. 토마토 캐찹 큰술 3, 녹말가루 큰술 2개).

만드는 법

① 닭고기는 껍질과 여분의 지방을 제거하고 양면을 칼로 두드려 한입 크기로 썬 뒤 간장 큰술 1개를 뿌린다.

② 브로컬리는 작게 나누어 소금 소량을 넣은 끓는 물에 색깔 곱게 데쳐 큰 것은 2~3등분 한다.

③ 토란은 껍질을 벗겨 반으로 자르고 당근은 3㎝ 길이로 썬다.

④ ①의 닭고기 국물을 따라내고 녹말가루를 엷게 뿌린다.

⑤ 튀김 기름을 고온으로 달구어 물기를 거둔 토란, 당근 순으로 넣어 튀기고 이어서 ④의 닭고기를 넣어 갈색으로 튀긴다.

⑥ 샐러드유 큰술 1개를 넣어 달구어 ⑤의 토란과 당근을 볶고 조미료 ( )안을 썰어 넣어 크게 저으며 조린다.

⑦ 걸죽해 지면 ⑤의 닭고기와 ②의 브로컬리를 넣고 1분 정도 볶아 맛이 어우러지게 한다.

• 증상에 따라서는 튀긴 토란도 당근과 함께 뜨거운 물을 부어 기름을 빼도록 한다.

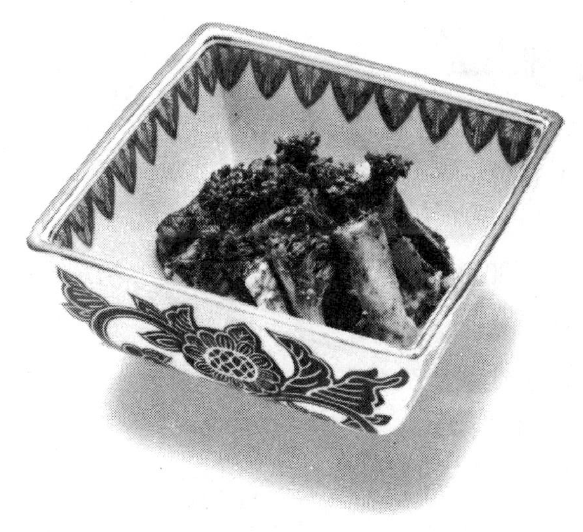

으깨고 갈기

섬유가 많은 야채나 힘줄이 있는 고기 등은 으깨거나 부드럽게 삶아 갈면 섬유나 힘줄을 제거할 수 있다.

소화가 잘 되는 식품도 으깨거나 갈면 소화액과 더욱 어울어지기 쉬워진다. 통증이 있을 때나 피로할 때는 널리 활용하는 것이 바람직한 조리법이다. 으깨거나 가는 수고로움을 덜기 위해 믹서나 가는 기구를 준비하는 것이 좋을 것이다.

레바 페스트

레바는 빈혈 예방을 위해서라도 주 1~2회는 먹도록 한다.

재료

닭고기 레바 300g, 양파 1개, 파, 생강껍질 조금.

만드는 법

① 레바는 파와 생강 껍질을 넣은 끓는 물에 4~5분 데쳐 물기를 거두어 칼로 다진다.

② 파는 다져 기름 작은술 2개로 잘 볶는다.

③ 믹서에 ①의 레바, ②의 양파를 넣고 물을 자작하게 부어 간다.

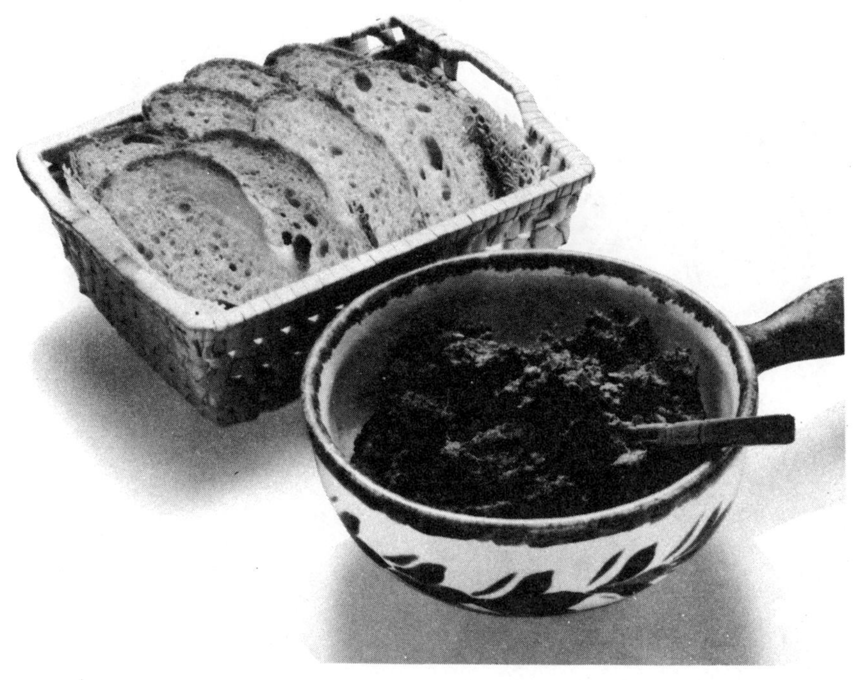

④ 두툼한 냄비에 버터 작은술 2개를 녹여 ③을 옮겨 된장 작은술 2개 소금, 후추 약간으로 조미하여 나무 주걱으로 천천히 저으면서 약한 불로 볶는다.

• 얇게 썬 빵이나 크래커에 발라 먹는다.

• 레바의 냄새를 싫어하는 사람은 물에 30분 정도 담구어 피를 뺀 뒤 데친다. 레바 페스트는 식으면 단단해지므로 부드럽게 만든다.

흰살 생선 크넬

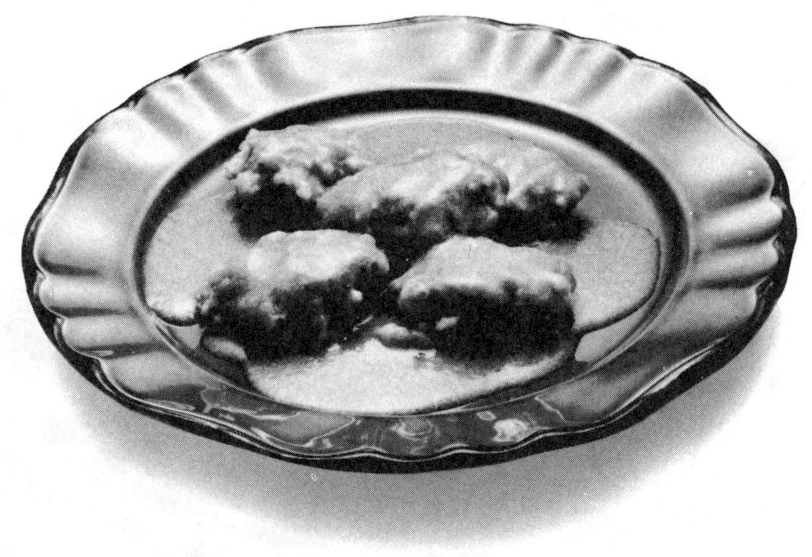

이유식에 적합한 정도로 소화가 잘되는 생크림이 든 서양식 어묵. 흰와인으로 향을 토마토 쥬스로 약한 신맛과 색을 곁들인 소스를 쳐 먹는다.

재료(4인분)

가자미 3토막, 계란 흰자 1개분, 생크림 큰술 3개, 화이트 소스 큰술 3, 녹말가루 큰술 3, 흰 와인 큰술 1개, 토마토 쥬스 큰술 2개.

만드는 법

① 가자미는 껍질과 뼈를 제거하여 칼로 잘게 다져 끈기가 날 때까지 잘 주무른다.

② 계란 흰자는 거품을 내둔다.

③ ①을 생크림으로 푼 다음 녹말가루, 밀가루 큰술 1개, 소금 작은술

2/3를 섞고 ②의 계란 흰자를 넣어 살짝 섞어 작은 모양으로 만든다.

④ 끓인 물에 ③을 넣고 떠오르면 1분 정도 데쳐 ④ 불을 줄여 속까지 익혀 그릇에 담아낸다.

⑤ 화이트 소스를 흰 와인으로 풀어 토마토 쥬스, 소금, 후추 각각 소량으로 맛을 내 ④의 크넬 위에 뿌린다.

• 크게 썬 야채로 스프 맛을 부드럽게 내도 잘 어울린다.

• 생크림이 없을 때는 에바 밀크를 사용해도 좋다. 증상에 따라 다르지만 시금치를 섞어 녹색을 내도 좋고 햄을 넣어도 변화가 있다. 언제나 식혀서 먹는 것이 좋다.

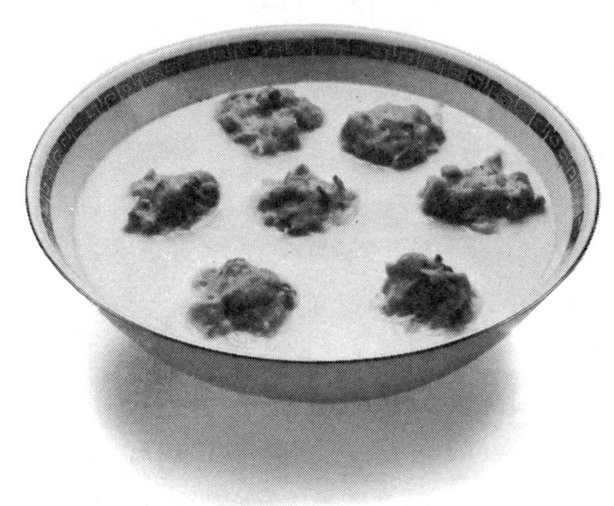

절임

햄이나 소세지 등 가공식품같은 것이 있으면 편리하다. 그러나 시판품은 일반적으로 소금 맛이 강하므로 직접 만들어 먹도록 하라.

방부제나 착색료 등의 첨가물 걱정도 없고 염분도 적게 만들 수 있다. 단, 너무 오래 절임 국물에 담구어 두지 말 것. 성가시더라도 맛이 들면 꺼내 냉장고에서 보존하도록 하자.

삶은 돼지고기 간장 절임

시간을 들여 삶아 지방과 엑기스를 완전히 제거한 돼지고기를 간장에 담구어 절인 것.

재료

돼지고기 넓적다리 덩어리살 500g, 파 1뿌리, 당근, 오이 각 조금.

만드는 법

① 돼지고기는 모양을 정돈하면서 실로 묶는다.

② 파는 큼직하게 썬다.

③ 속이 깊은 냄비에 물 2컵과 ②를 넣어 불을 올리고 끓으면 ①의 고기를 넣어 고기를 뒤집으면서 거품은 깨끗히 거두어 낸다.

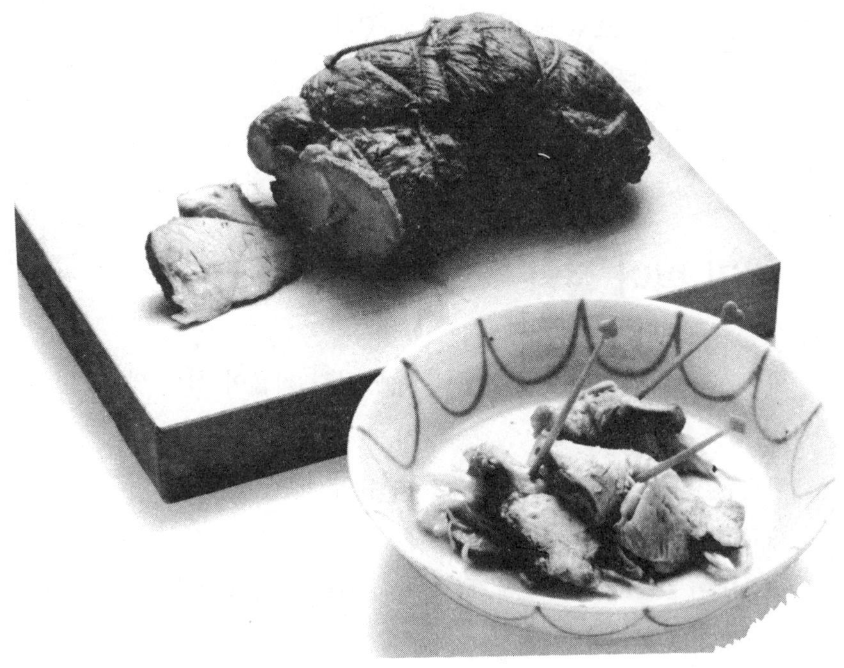

④ 고기 표면이 익으면 물을 자작하게 다시 바꾸어 넣고 다시 끓으면 불을 줄여 40~50 분 정도 끓여 속까지 익힌다.

⑤ 고기를 손으로 눌러 보아 탄력이 있고 대나무로 찔러 붉은즙이 나오지 않으면 삶은 국물을 따라내고 볼에 넣어 간장 $\frac{2}{3}$ 컵을 부어 때때로 뒤집어 주며 2시간 정도 재워 둔다.

⑥ 오이와 당근은 살짝 얇게 썰어 간장에 절인 고기로 말아 이쑤시개로 고정시킨다.

• 맛이 배면 꺼내 밀폐용기에 넣어 냉장고에 보존하면 5일 정도는

간다. 얇게 썰어 그대로 먹거나 도시락 반찬으로 햄이나 구운 돼지고기 처럼 샌드위치 속으로 넣거나 무쳐도 좋다.

• 돼지고기 삶은 물은 식후 표면에 희게 굳는 지방을 제거하고 스튜나 카레 등의 양식에 요리 스프로 쓰거나 야채를 듬뿍 넣어 된장국으로 이용한다.

튀긴 빙어 절임

와인을 탄 위에 부담이 적은 식초에 튀김 기름이 섞인 맛있는 드레싱.

튀긴 빙어는 기름기가 적고 위에 부담이 적다.

재료(4인분)

냉동빙어 200g, 양파 1개, 당근 4㎝, 샐러리 작은줄기 조금, 흰 와인 큰술 1개.

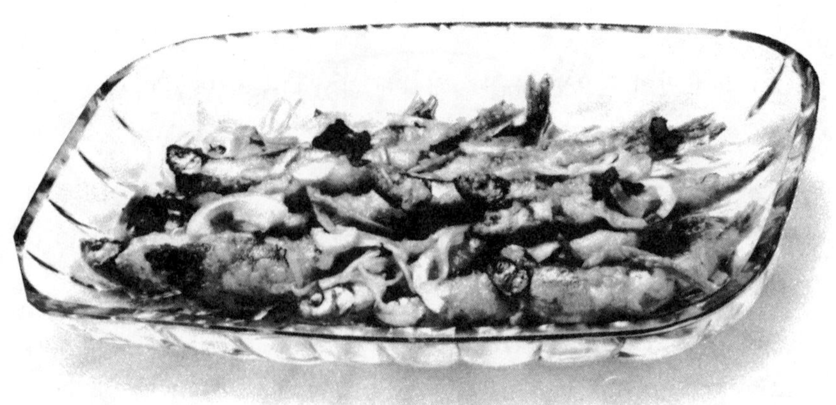

만드는 법

① 양파는 얇게 썰고 당근을 채썬다.

② 식초 큰술 3, 샐러드유 큰술 2, 흰 와인, 소금 작은술 $\frac{3}{4}$, 후추 소량은 섞어 ①의 야채를 담아 30분 정도 둔다.

③ 빙어는 냉장고 하단이나 실온에서 해동시켜 물기를 제거하고 얇게 밀가루를 뿌린다.

④ 튀김 기름을 고온으로 가열하여 ③의 빙어를 튀겨 기름을 빼 ②에 10분 정도 담군다.

⑤ 샐러리 작은 줄기를 ④에 넣어 국물째 담는다.

• 샐러리 작은 줄기는 향을 내기 위해서이고, 섬유가 단단하니까 먹지는 말도록.

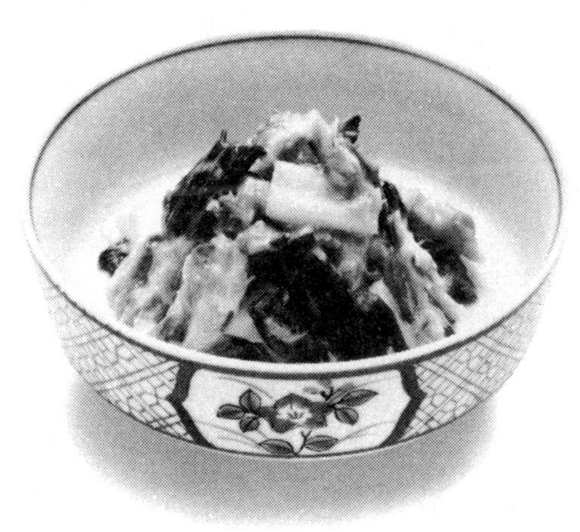

죽 만들기—여러 가지 죽

부드럽게 지은 죽은 치료중인 사람뿐만이 아니라 때로는 건강한 사람도 맛있게 먹을 수 있다. 잘 짓는 요령은 불의 조절이다. 토기 냄비나 도기 냄비를 하나 준비해도 좋다.

죽은 수분이 많고 칼로리가 낮으므로 죽만으로 배를 채우면 영양 밸런스가 깨지기 쉽다. 양을 줄이고 부식으로는 레바 페스트와 같이 영양이 풍부한 것을 곁들이자.

흰죽

소위 전죽으로 죽의 기본이다.

재료

쌀 1컵, 물 5컵.

만드는 법

① 쌀은 물이 맑아지고 냄새가 없어질 때까지 씻어 물기를 뺀다.

② 토기 냄비나 두툼한 냄비에 ①과 물 5컵을 넣어 뚜껑을 덮고 30분에서 2시간 정도 둔 뒤 강한불에 얹어 끓으면 쌀이 움직이지 않을

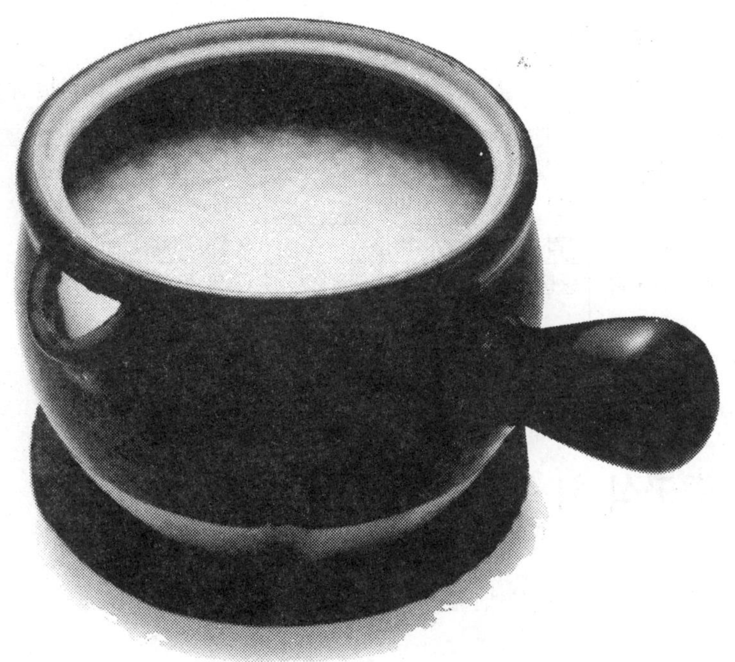

정도로 불을 줄여 40~50분 동안 둔다. 도중에 저어주면 끈기가 생겨 타기 쉬우므로 주의한다.

• 냄비에 따라서는 넘치므로 냄비 뚜껑을 조금 열어 두고 짓는다. 작은 냄비에 지을 때는 미리 쌀 5배의 물을 재 두고 씻은 쌀을 냄비에 넣은 뒤 $\frac{2}{5}$ 양 정도만 부어 짓기 시작하여 몇 번으로 나누어 물을 부어 짓도록 한다.

• 다 된 죽은 다시 데우면 맛이 없으므로 먹는 시간에 맞추어 준비한다. 증상에 따라 다르지만 먹을 때는 60~70도 정도로 기호에 따라서는 내리기 직전에 소금을 조금 넣어 한 번 끓인다. 냄비는 가능한 두툼한 것이 좋다.

죽의 명칭과 비율

열 량	쌀	물	완성된 양	100g 당 열량
전죽(20% 죽)	1컵	5컵	4컵(800g)	63Kcal
7할죽(155 죽)	1컵	7컵	6컵(1200g)	47Kcal
5할죽(10% 죽)	1컵	10컵	8컵(1600g)	30Kcal
3할죽(5% 죽)	1컵	15컵	16컵(3200g)	16Kcal
섞임죽(1% 죽)	중탕+죽 1%		1컵의 쌀로 약 2컵	27Kcal
중탕	7할 죽을 거즈로 거른다.			27Kcal

중국식 회 죽

뜨거운 죽에 밑맛을 낸 회를 넣어 생선과 함께 먹는다.

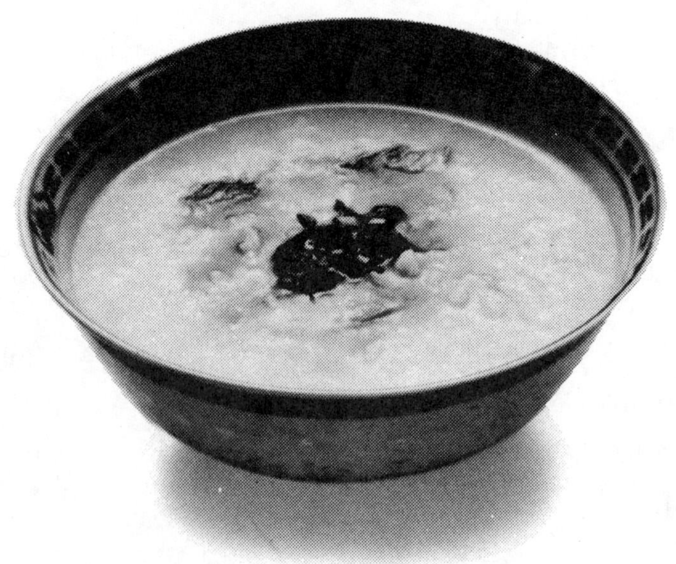

재료(4인분)

흰죽 적당히, 천징어 1마리(150~200g), 부추 조금.

만드는 법

① 천징어는 뼈와 껍질을 벗겨 2~3mm 두께로 썬다.

② 간장 큰술 2개, 술, 미림 각 작은술 1, 샐러드유 작은술 2, 참기름 작은술 $\frac{1}{2}$을 잘 섞어 ①의 생선을 15분 정도 담아 둔다.

③ 부추는 데쳐 잘게 썬다.

④ 그릇에 끓는 물을 부어 덮어 둔다.

⑤ 그릇에 흰죽을 담고 ②의 천징어를 국물을 가볍게 짜 등분하여 얹어 중앙에 ③의 부추를 얹는다.

• 생선은 신선한 것을 사용할 것. 천징어 외에 도미, 넙치 등도 맛있다.

생선의 양은 다소 많이 얹어 단백질을 공급해 준다.

스프 죽

닭고기를 끓인 스프로 지어 칼로리를 높인다. 죽을 질리지 않고 먹는 방법 중 하나이다.

재료

쌀 1컵, 닭고기 날개 1개분, 향미 야채(양파, 샐러리 잎, 당근 껍질 등 각각 조금).

만드는 법

① 냄비에 향미 야채와 물 3컵을 넣어 강한 불로 끓여 닭고기를 넣고 다시 끓으면 분을 줄여 30분 정도 끓인다.

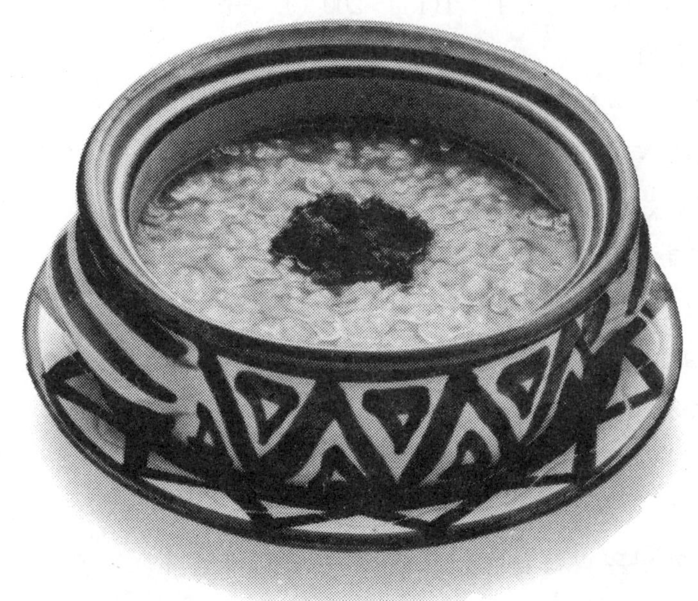

② 쌀은 잘 씻어 토기 냄비에 넣고 ①의 스프 2컵, 물 3컵을 넣어 강한 불을 켜 끓으면 불을 줄이고 흰죽처럼 지어 소금을 작은술 $\frac{1}{2}$ 만큼 넣어 한 번 더 끓인다.

③ 따뜻하게 덥힌 그릇에 스프죽을 담고 있으면 레바 페스트를 얹는다.

• 스프는 닭고기 껍질로 끓여도 좋다.

이 경우 식으면 표면에 굳은 지방을 제거한 뒤 사용한다. 스프와 물의 비율은 증상에 따라 맞춘다.

곁들이는 음식

흰살 생선 조림, 젤리

식욕이 없을 때 소량이라도 단백질은 풍부하다.

재료(4인분)

흰살 생선(가자미 등) 1토막, 등근 4㎝, 오이 $\frac{1}{2}$ 개,가루 젤라틴 큰술 2개.

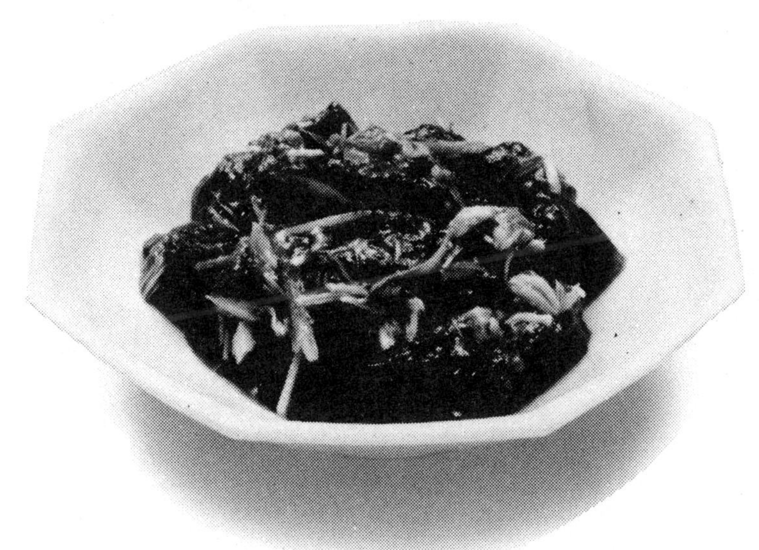

만드는 법

① 당근과 오이는 채썬다.

② 가루 젤라틴에 물 큰술 4개를 넣는다.

③ 냄비에 물 2컵, 간장 큰술 2, 설탕 큰술 $1\frac{1}{2}$, 소금 작은술 $\frac{1}{3}$ 을 끓여 흰살 생선을 넣고 3~4분 끓여 생선이 익으면 꺼내 살을 으깬다.

④ ③의 국물을 따라내고 당근을 넣고 가볍게 볶아 ③의 생선과 오이를 넣고 사람 피부 온도 정도로 식혀 ②를 넣어 틀에서 식혀 군힌다.

젤리를 곁들이면 보기에도 좋고 입에 닿는 느낌도 좋아 식욕이 난다. 게다가 젤라틴은 소화가 잘되는 무지방 동물성 단백질로 만들어져 있으므로 위에도 안심이다.

닭고기와 야채 젤리 곁들이

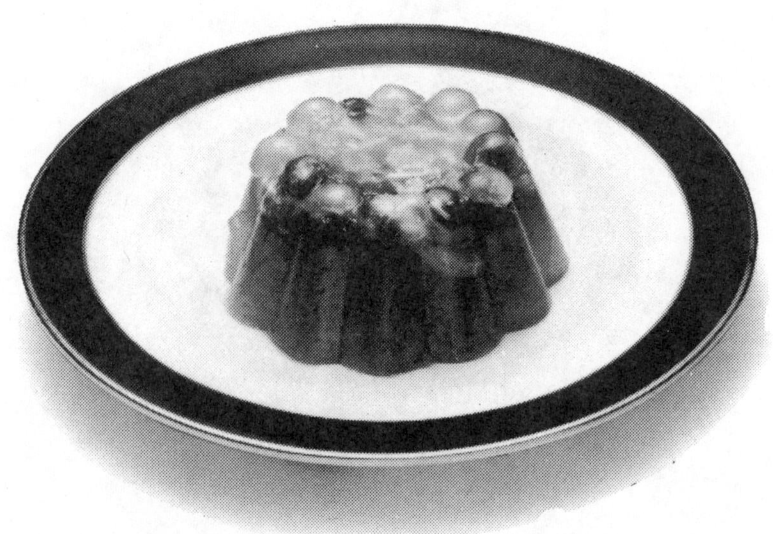

부드러운 감촉으로 식욕을 돋운다.

재료(4인분)

닭고기 가슴살 2개, 닭 껍질 100g, 당근 4㎝, 그린 피스 큰술 2개, 가루 젤라틴 큰술 $2\frac{1}{2}$, 스프 1개.

만드는 법

① 닭 껍질은 지방을 제거하고 가슴살과 물 3컵을 끓여 약한 불에서 5~6분 더 끓인다.

② 닭 껍질을 다지고 가슴살을 얇게 찢고 국물은 거른다.

③ 당근은 잘라 다소 단단하게 데치고 그린 피스는 껍질을 벗긴다.

④ 가루 젤라틴에 물 큰술 5개를 붓는다.

⑤ ②의 스프에 덩어리, 소금 작은술 $\frac{2}{3}$로 준비하고 당근, 가슴살 순으로 넣어 한 번 끓이고 불을 끈 뒤 그린 피스를 넣고 ④의 젤라틴을 섞어 물에 적신 젤리틀에 부여 식혀 군힌다.

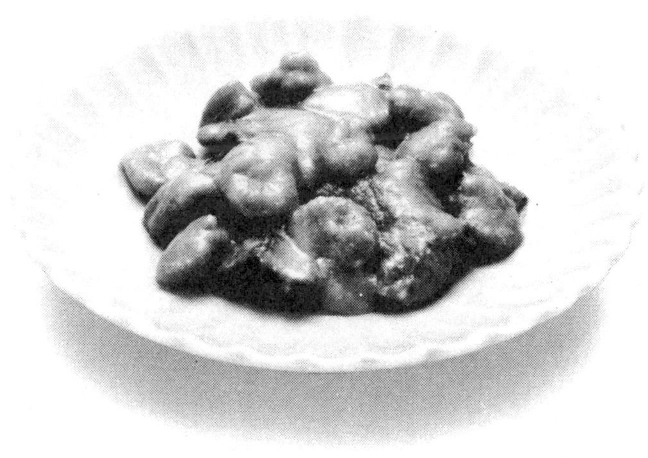

영양가 높은 우유와 계란 과자와 음료

양질의 단백질과 미네랄, 비타민을 많이 함유하고 있는 우유와 계란은 위·십이지장궤양 또는 수술 후의 사람에게는 영양공급원으로 가장 좋은 식품이다. 게다가 둘다 모두 소화 흡수가 잘 되고 맛이 잘 어우러진다.

입에 당기는 우유와 계란 과자, 음료는 많다.

• 아이스크림

식욕이 없을 때라도 얼마든지 먹을 수 있다.

재료는 계란 노른자 1개를 기본으로해서 우유 90cc와 설탕 25g(큰술 3개)을 준비한다.

작고 두꺼운 냄비에 계란 노른자를 넣어 젓다가 설탕을 섞고 우유를 조금씩 부어가며 푼다. 냄비를 불에 얹고 저으면서 끓인다. 걸죽해 지면 온도를 90°도 정도로 낮춘다. 부글부글 끓기 시작하면 계란이 삶아지므로 주의한다.

바닐라 에센스를 소량 넣어 아이스크림 프리져나 냉장고에 넣어 굳힌다.

우유 대신 생크림을 사용하면 칼로리가 높아진다. 계란 2개에 설탕

40g과 우유나 물 60cc를 넣어 끓여 식힌다. 걸죽해지면 생크림 100cc를 가볍게 거품을 내 섞고 냉장고에서 얼린다. 향기는 바닐라 외에 초콜렛, 오렌지 등 기호에 따라서 선택한다.

• 우유 칡탕

수술 후에 먹을 수 있다.

칡 큰술 $1\frac{1}{2}$개와 설탕 큰술 1개를 넣고 우유 1컵으로 풀어 불에 얹고 칡이 끓으면 내린다. 칡이 없을 때는 로스타치나 녹말가루를 써도 좋을 것이다.

• 밀크 코코아

코코아와 설탕을 잘 섞어 뜨거운 물을 조금 부어 푼 다음 따끈한 우유를 조금씩 넣어 잘 푼다. 그대로 먹어도 좋지만 불에 올려 가열하여 끓기 직전까지 데우면 한층 코코아의 향이 나 맛있어진다. 코코아 외에 밀크커피나 밀크티를 만들면 우유를 싫어하는 사람도 쉽게 마실 수 있다. 또 오렌지 쥬스나 차를 넣어도 좋다.

• 바바로아

계란 노른자 3개에 우유 270cc, 생크림 90cc, 설탕 100g, 가루 젤라틴 10g, 계란 흰자 $\frac{1}{2}$과 바닐라 에센스 조금이 기본 재료이다.

젤라틴은 큰술 3개를 넣어 잠시 두면 물기가 생긴다. 이것과 설탕, 계란 노른자를 섞어 따뜻한 우유를 조금씩 부어가며 섞어 불에 얹는다. 저으면서 끓기 직전에 불을 끄고 얼음물에 냄비를 담아 식혀 바닐라 에센스를 떨어뜨린다. 걸죽한 농도가 될때까지 식혀 가볍게 거품을 낸 계란 흰자를 넣어 섞어 물을 적신 틀에 부어 식힌다.

여기에 코코아나 찻가루를 섞어도 좋고 딸기나 복숭아, 배 등을 증상에 따라 넣으면 변화를 줄 수 있다.

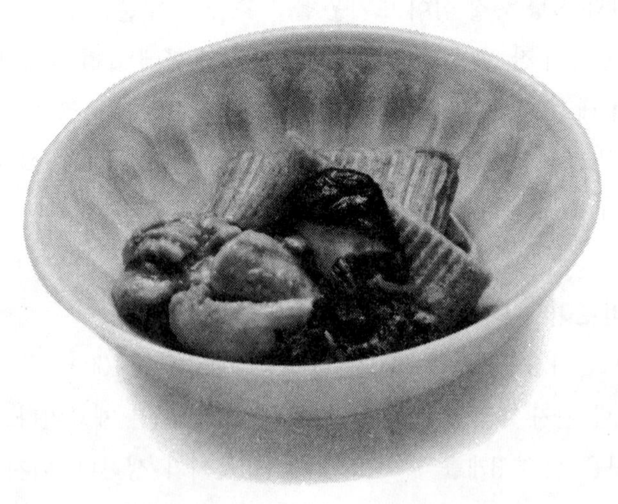

위 · 십이지장 궤양을 치료하기 위해서

위 · 십이지장궤양을 치료하기 위해서는 정신적 육체적으로 우선 릴렉스하는 것이 중요하다. 병을 치료하기 위해 치료에 전념하는 것은 물론 중요하지만 그것 때문에 생활이 메말라 버리면 치료 효과가 반감되어 버린다.

위 · 십이지장궤양이란 무엇인가를 정확하게 알고 어떻게 치료하면 좋을지를 안다면 그 뒤에는 느긋하고 끈기있게 치료를 하도록 한다. 병을 두려워하지 않는 것이 위 · 십이지장궤양을 치료할 수 있는 비결일 것이다.

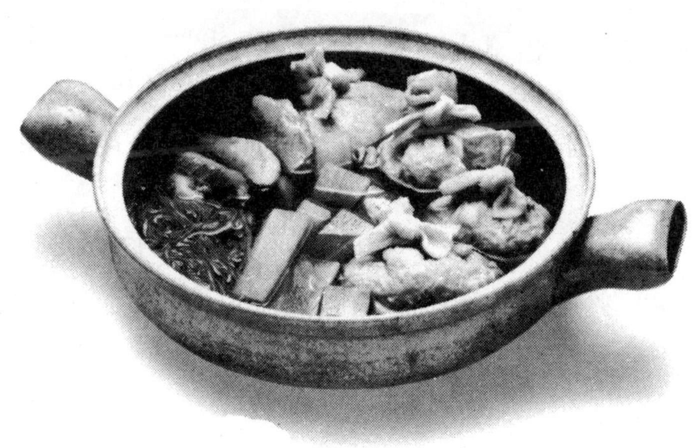

위 · 십이지장궤양은 자가 소화에 의해 일어난다

위 · 십이지장궤양(소화성 궤양)은 위나 십이지장 벽이 내점막에서부터 자가 소화가 일어나 결손이 생기는 병이다. 즉, 원래는 음식물만을 소화해야 하는 소화액이 그 어떤 이유로 위나 십이지장까지 소화해 버리기 때문에 위벽이나 십이지장벽이 손상되는 병인 것이다.

왜 그런 일이 일어나는지 그 메카니즘은 다소 복잡하지만 대략적으로 설명하자면 다음 그림과 같다.

점막을 지키는 인자와 공격(장애)하는 인자의 언밸런스

그림에 나타나 있듯이 정상 상태에서는 국소의 점막저항, 점액의 상태, 혈액의 순환, 염산, 펩신 등 소화액의 컨트롤이라는 방어인자와 그들을 분비하는 벽세포, 주세포, 분포수, 음식물 등에 의한 점막으로의 기계적 장해라는 공격인자의 밸런스가 잘 잡혀져 있어 결코 궤양을 만들지 않는다.

그러나 그 어떤 이상 상태가 생기면 공격인자가 커지기도 하고 또는 방어인자가 작아지기도 하여 이 밸런스가 깨져 궤양이 생기는 것이다. 그리고 밸런스를 깨는 원인으로써는 다음과 같은 경우를 생각할 수 있다.

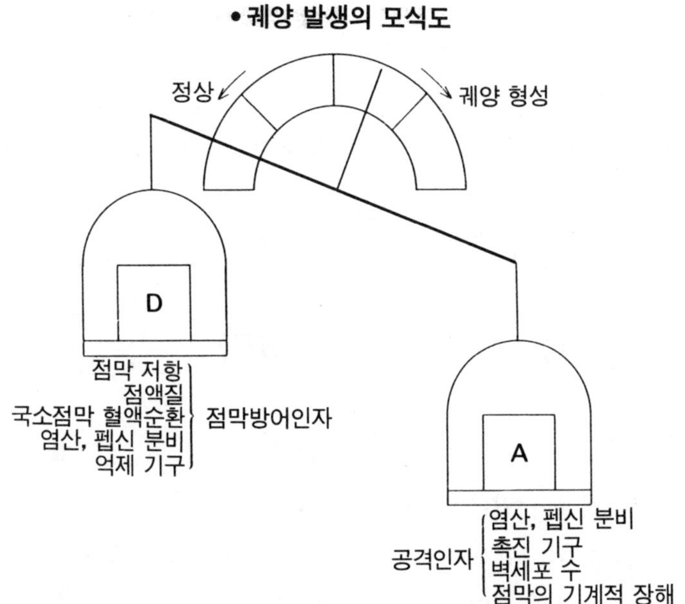

자율신경이나 호르몬의 컨트롤 혼란

염산, 펩신의 분비와 자율신경과의 관계

공격인자의 대표는 염산, 펩신의 분비가 많아지는 것인데 이들은 뇌의 시상 하부라는 곳에 중추인 자율 신경에 의해 주로 컨트롤 되고 있다. 그리고 식사 시간이 되거나 음식물이 위로 들어오면 많이 분비되어 음식의 소화에 중요한 작용을 하는데 공복시에 위가 비어 있으면 분비되지 않도록 컨트롤 되어 있다.

그런데 예를 들어 십지지장궤양 환자는 이 염산, 펩신의 분비가 매우 많아지고 게다가 공복시에도 분비가 일어나 자신의 몸(위 점막)을 스스로 소화하여 궤양을 만드는 것이다.

호르몬의 영향

자율 신경 외에도 밸런스를 유지하거나 깨는 일에 관계하는 인파가 있다. 하수체, 부신, 갑상선, 부갑상선 또는 췌장 등에서 분비되는 호르몬이 그것으로 밸런스 조정에 큰 역할을 한다.

자각 증상은 없을 경우도 있다

원인이 어떻든 위나 십이지장의 벽이 허물어지므로 그 어떤 증상이 있을 것인데 궤양이 있다고 해도 반드시 자각 증상이 있다고는 단정지을 수가 없다. 위·십이지장궤양 환자의 약 30%는 무증상이다. 그러므로 모르는 사이에 궤양이 생기는 경우도 많으므로 병을 빨리 알기 위해서는 평소에 주의하여 배변시의 변 색상을 보는 습관을 들이는 것이 좋을 것이다.

위·십이지장 궤양 부분에서 출혈이 있으면 변은 흑색을 띤다.

자각 증상으로써는 다음과 같은 일이 자주 일어난다.

복통

자각증상 중 가장 많은 증상으로 약 60%의 환자가 급소 부근의 통증은 호소한다.

통증과 식사시간과의 관계

통증은 대부분의 경우 식사 시간 전후와 그 어떤 관계가 있다. 일반적으로 궤양 장소가 위 출구 부근이 되면 식후 얼마 있으면 통증이 시작된다. 십이지장궤양은 공복시나 야간통(오전 1~2시 무렵 통증)으로 나타나고 식사를 하면 일반적으로 가라 앉는다.

위궤양의 경우 특히 식도 가까운 장소에 생기면 식후 금방이나 1~2시간 정도면 통증이 시작되는 일이 있다.

통증의 성질

타는 듯한 찌르는 듯한 강한 통증으로 욱신욱신 또는 급소를 압박하는 느낌의 약한 통증까지 여러 가지가 있는데 때로는 등이 뚫어지는 듯한 통증을 느끼는 경우도 있다.

통증의 강도와 증상

통증의 강도와 궤양의 정도는 반드시 관계가 있는 것은 아니지만, 궤양이 위나 십이지장의 벽을 뚫어 버리면 갑자기 심한 통증이 생긴다. 그러나 반대로 통증이 전혀 없다고 해서 궤양이 나은 것은 아니므로 주의가 필요하다. 통증이 없는 궤양에서 대출혈을 일으키는 일도 드물지 않다.

또 통증이 멈추었다고 해서 도중에 치료를 중단해 버리면 언제까지나 낫지 않기도 하고 치료했어도 재발 될 가능성이 크다.

타는 가슴

궤양 환자에게 특유한 증상은 아니지만 통증과 함께 하는 증상으로 산성 위약이 식도로 역류되기 때문에 일어나는 것이다. 공복시나 단 것을 먹거나 기름진 음식을 먹은 뒤에 일어나는 경우가 많고 또 신물과

• 궤양의 경과 모식도

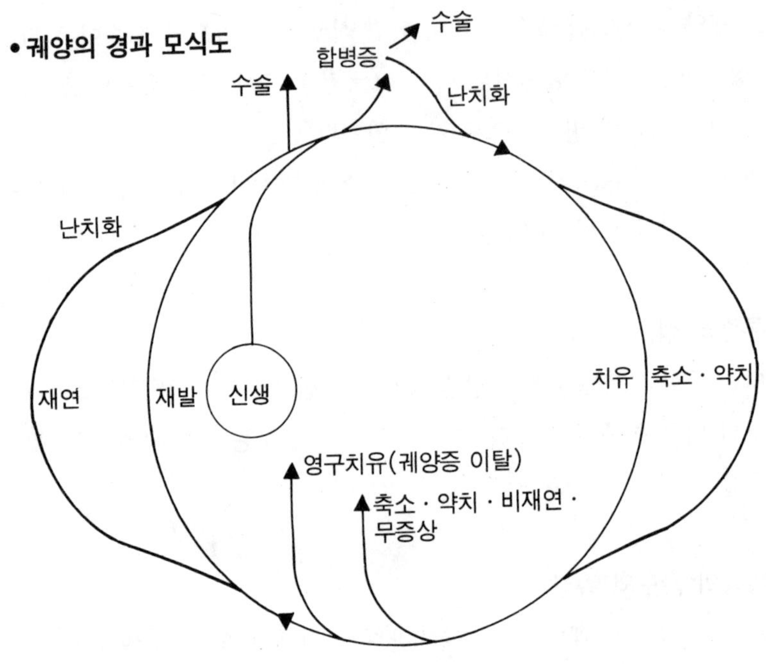

함께 동반되는 경우가 많다.

타는 가슴은 위액 산도가 높은 십이지장궤양 환자에게 많이 일어나는 증상이지만 위액 산도도 높지 않고 궤양이 없어도 식도와 위 이음부분의 조임이 나빠 역류를 잘 일으키는 사람은 역류성 식도염을 일으켜 같은 증상을 보인다.

구역질, 구토

십이지장궤양의 재발을 반복하면 위의 출구나 십이지장 구부(球部)에 상처가 생겨 내공이 좁아지기도 하고 음식물의 통과가 잘 되지 않으면 위가 더부룩한 느낌이 강해져 구역질이나 구토를 일으키기 쉽다.

그외 유문(幽門)부근에 생긴 궤양의 급성기에도 염증, 부종이 심하면 역시 통과 장해 때문에 구역질이나 구토를 일으킨다.

또 원인이 반드시 통과 장해라고는 단정할 수 없고 궤양에서 출혈된 혈액이 장내에 쌓이거나 단순히 궤양의 상처 좌측만으로도 구역질이나 구토가 생기는 경우가 있다.

식욕부진

일반적으로 궤양 환자는 식욕이 저하되는 경우는 없다. 오히려 십이지장궤양은 먹으면 증상이 가벼워지는 경우가 많기 때문에 계속해서 음식을 먹고 싶어하는 경우가 많을 정도이다.

그러나 유문 협착(幽門狹窄),출혈이 있는 환자나 위궤양 환자의 일부중에는 심한 식욕부진을 호소하는 사람도 있다. 또 개중에는 음식을 먹으면 궤양의 악화된다고 생각하여 극단적인 식사 제한을 한 결과 이차적으로 식욕부진에 빠지는 경우도 있다.

그 외의 자각증상

상복부의 불쾌감으로써 왠지 무겁고 답답한 느낌, 더부룩한 느낌을 호소하는 사람도 상당히 있다. 그외 자신도 모르는 사이에 조금씩 출혈이 되어 그 결과 빈혈이 되는 경우가 있다. 그렇게 되면 전신 권태감, 현기증, 계단을 오르거나 가벼운 동작에도 동계(動悸), 숨가쁨 등을 호소하는 경우도 있다.

자각 증상만으로는 진단할 수 없다

그런데 여기에 든 자각증상은 반드시 위 · 십이지장궤양 경우에만 나타나는 것들은 아니다. 다른 병으로도 같은 증상이 나타나는 경우가 있다.

예를들면 위암, 위염, 담석증, 담낭염, 췌염, 충수염, 장폐색, 장간막혈전증, 요로 결석 외에 복부색의 병, 협심증, 심근경색, 늑막염, 늑간 신경통 등이다. 이런 것들은 위 · 십이지장궤양과는 치료 내용이 다르다. 자신 멋대로 진단을 해서는 안된다. 걱정되는 증상이 있을 때는 우선 의사의 진단을 받는 것이 중요하다.

위 · 십이지장궤양에 검사는 필수

위 · 십이지장 검사에는 X선 검사, 내시경 검사. 위액검사, 혈중 가스트린 측정, 변의 검사 등 여러 가지가 있으나 '궤양이 있는가, 없는가' '그 성질은?' 등의 검사에는 X선 검사와 내시경 검사 양자가 절대적으로 필요하다.

궤양은 X선상에는 오목한 위벽 모양이나 점막집중선으로 나타나고 그 병의 실상은 내시경에 의해 잡을 수 있다.

위액검사나 혈중 가스트린 측정은 궤양이 있다는 것을 알았을 경우 분비 기능면에서 증세를 판단하는 자료가 된다. 또 췌장 등에 원인이 있어서 격통의 궤양을 만드는 병이 있고 그와 구별하는 데에도 위액검사가 필요하다.

치료의 요점은 안정, 식이요법, 약

그럼 위 · 십이지장궤양을 치료하기 위해서는 어떻게 하는 것이 좋을까? 치료에 대해 설명하겠다.

치료 요점은 원인의 항에서 이야기한 공격인자와 방어인자의 언밸런스를 시정하는 것이 있다. 이를 위해서는,

① 정신적, 육체적 스트레스를 피하거나 해소한다.

② 식사에 의한 과도한 물리적 · 화학적 자극(지나치게 뜨겁거나 지나치게 매운)을 피한다.

③ 약에 의해 위산을 중화시키고 위액의 침식력을 약화시켜 위 점막 회복을 촉진시킨다.

④ 영양을 충분히 취하고 전신 상태를 건강하게 하여 위 · 십이지장

• 궤양이 생기기 쉬운 장소

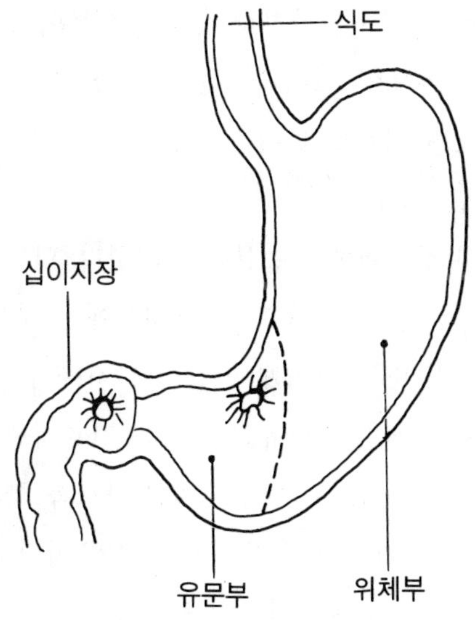

점막을 강화시켜 회복을 기대한다.

등에 주의하는 것이 중요하다.

안정

이불을 덮고 잔다는 의미가 아니고 경우에 따라서는 좋아하는 스포츠를 하는 것이 사회적 스트레스를 해소하고 정신적 안정으로 연결되는 것도 된다. 물론 급성기에는 육체적 안정도 필요하다. 그 경우에는 입원도 또 한 가지 방법으로 입원에 의해 여러 가지 스트레스에서 해방되면 궤양 치료도 빨라진다.

식이요법

상세한 식이요법은 다음 장에서 말하고 있으므로 여기에서는 그 원칙과 주의할 점만 설명하겠다. 원칙은 우선 영양을 충분히 섭취하고 전신 상태를 건강하게 유지, 위 · 십이지장 점막의 회복이나 재생을 촉진시키는 것이다. 먹으면 복통이 일어나지는 않을까 하고 걱정하여 식사를 제대로 잘하지 않으면 치료도 늦어진다. 또 궤양은 위를 비워 두는 것이 좋다는 생각도 잘못이다.

단, 식품 선택이나 식사법에는 충분히 주의한다. 단단한 것이나 소화가 잘 되지 않는 것은 가능한 피하고 먹을 경우에는 부드럽게 조리한 뒤 잘 씹어 먹도록 한다. 또 지나치게 뜨겁거나 지나치게 찬 것도 피한다. 커피, 홍차, 녹차 등 카페인을 함유하고 있는 기호식품, 알콜 음료, 향신료, 담배 등도 위를 자극하므로 되도록 삼가하도록 하자.

그리고 식사 시간은 가능한 규칙적으로 매일 지키도록 한다. 식사는 천천히 음식은 잘 씹어 먹는 것이 중요하다.

어떤 식이요법이나 마찬가지이지만 지나친 규제는 해가 된다. 지켜야 할 것은 잘 지키고 그 뒤는 편하게 식사를 하도록 한다. 이것도 안된다, 저것도 안된다라고 지나치게 신경쓰다 보면 오히려 정신적 스트레스를 초래할 우려도 있으므로 주의하자.

약

제산제, 자율신경 차단제(遮斷劑), 조직 재생을 촉진시키는 약이 주인데 그 외 정신 신경 안정제 등이 병용된다. 이들 약은 궤양이 생긴 장소, 증상에 따라 사용법, 양이 다르다. 의사의 지시에 따른 복용 방법을 정확하게 지키는 것이 중요하다.

또 약에 따라서는 갈증, 변비, 졸림, 현기증, 맥박 이상, 배뇨곤란, 시야 흐림, 복시 등의 증상이 나타나는 경우가 있다. 이제까지 녹내장, 전립성 비대 등의 병에 걸린 사람은 반드시 주치의에게 보고하도록 하자.

수술

천공(穿孔), 대량 출혈, 유문 협착, 궤양의 3대 합병증을 일으킨 경우외 재발을 반복할 때, 난치일 때, 다른 부분에도 궤양을 만든 것, 암을 부정할 수 없는 경우 등도 수술을 한다.

또 궤양의 3대 합병증에 대해서는 다음과 같다.

천공 및 천통

궤양이 심해 위나 십이지장 벽을 뚫은 상태를 말한다. 천공의 경우는 그 구멍이 뱃속(복막공 또는 복공)과 자유로이 왕래하는 상태가 되어 장 내용이나 십이지장 내용이 흘러나와 복부 전체의 복막염을 일으키고 만다.

천통의 경우는 그 구멍이 운좋게 췌장, 간장, 대망(大網) (장을 앞쪽에서 덮고 있는 망상의 조직) 담낭 등으로 막힌 상태를 말하고 그 부근에는 역시 강한 염증을 일으키는데 복막염이 되는 경우는 없다.

천공의 경우에는 돌발적인 급소 격통이 시작된다.

출혈

궤양은 점막에 상처가 나는 병이므로 출혈이 전혀 없지는 않지만 합병증으로써 출혈이 특히 문제가 되는 것은 토혈, 하혈 또는 그에 동반되는 빈혈 등 전신 증상에 영향을 끼치는 어떤 일정량 이상의 출혈이다. 이것은 궤양때문에 위나 십이지장의 벽에 있는 혈관이 터져 일어난다.

토혈이라는 것은 대량의 혈액을 소화관으로부터 토해내는 것인데 기관이나 폐 등 호흡기로부터의 출혈(각혈)과 구별해야 한다. 각혈의 경우는 통상 기침과 함께 나오고 설명한 붉은색이며 거품이나 담이 섞여 있다. 그에 비해 토혈은 계속되는 구역질과 함께 나오고 커피 찌꺼기 모양 또는 흑갈색으로 음식물 찌꺼기도 섞여 있다. 그러나 대량이 되면 상당히 붉은 빛을 띠는 경우도 있으나 그래도 검붉은 색이다.

하혈이라는 것은 검은 콜타르모양의 변이 나오는 것이다. 이 검은색은 혈액의 붉은색을 띠는 헤모글로빈이라는 색소가 산화되어 변화되었기 때문이다.

따라서 식도, 위, 십이지장 등 소화관 위 쪽에서 출혈된 것이 항문으로 배설될 때는 어지간한 대량, 급속한 출혈이 아닌 한 흑색변으로 나오고 붉은색을 띠지는 않는다. 치질이나 직장에서의 출혈은 선명한 붉은색이므로 구별할 수 있다. 그 외 철분이 많은 음식을 먹었을 때나 철제 등의 복용 때도 변이 검어지는 경우가 있으므로 주의가 필요하다.

유문협착(통과 장해)

위의 출구나 십이지장 구부의 내장이 좁아져 음식물의 흐름이 나빠진 상태를 말한다.

증상은 급소가 붓는 느낌, 더부룩한 느낌 등 위 내용 정체 증상으로 자각되고 식사섭취 후 밤이 되면 악화되는 경향이 있다. 구토를 동반할 경우도 있으나 토해 버리면 산뜻한 기분이 되는 것이 특징이다.

병의 경과를 알아 두자

이제까지 궤양이 걸린 적이 없던 사람이 처음으로 위궤양 또는 십이지장궤양이 생겼을 (신생) 경우, 그 궤양은 어떤 경과를 거치고 그 경과에 어떤 인파가 중요한 역할을 하고 있는지를 알아 두는 것은 그 병의 성질을 알고 치료를 받아 극복해 가는데 매우 중요한 일이다.

치유와 재발

172 페이지 그림은 위궤양의 경과를 모식화한 것이다. 신생된 것 대부분은 치유 되지만 갑자기 합병증을 일으켜 수술을 요하는 것도 있다.

문제는 일단 치유된 것이 재발되는 경향이 매우 강하다는 것으로 이 그림의 원궤도를 빙글빙글 도는 중에 난치화 되기도 하고 합병증을 일으켜 원궤도를 벗어나는 일이 많아 좀처럼 원가운데의 영구 치유를 보기 어렵다는 것이다.

처음 생긴 궤양의 치유율

이 치유 재발 실태에 대해 내과 의사가 14년간에 걸쳐 위궤양 환자를 추적 조사한 데이타가 있다. 신생한 궤양의 반은 2개월 이내에 치유되고 6개월이면 85%가 치유된다. 단,이 동안 증상이 악화되어 수술한 경우도 있으므로 실제 치유율은 이보다 다소 낮아진다.

치유된 궤양의 재발

수술을 하지 않은 궤양의 재발율은 어느 정도인가 하면 1년 이내에 15%, 5년이 40%, 10년이 62%, 12년 이상은 71%가 재발되고 있다.

보고를 정리해 보아도 궤양이 처음 생긴 뒤 힘든 수술을 하지 않고 치유되어 5년이내에 재발하는 확률은 전체적으로 2인중 1인,10년 사이에는 3인에 2인이 재발한다는 것을 볼 수 있다. 재발한 사람 만의 그룹에서는 한번 치유된 뒤 1년까지 그 6할이 2년까지,7할이 5년 이내에 그 대부분이 재발되고 있다는 것이 실태이다.

재발된 궤양의 재발

이상과 같은 상황에서 재발된 궤양과 처음 생긴 궤양이 낫는 속도를 비교해 보면 초발 궤양은 3개월이면 68%가 치유되는데 비해 재발궤양은 39% 밖에 치유되지 않고 치유되기까지 시간이 걸린다는 것을 알았다. 또 한 번 재발된 궤양의 재재발률을 5년이 94%,7년이 98%에 이르러 한번 재발된 것은 언젠가는 반드시 재재발 된다고 여겨지고 있다.

어떤 경우에 재발되기 쉬운가

재발과 관계되는 인자로써 중요한 것을 살펴 보면 연령적으로는 30

~50대의 한창 일할 사람이 재발하기 쉽고 초발 궤양의 크기가 2㎝ 이상인 것, 선상궤양인 것,처음 치유까지 9개월 이상이 걸린 것은 재발되기 쉽다는 통계가 나와 있다.

또 생활 환경 또는 양식으로써 정신적, 육체적 과로 또는 수면부족이 계속되는 사람이 재발하기 쉽고 식사를 규칙적으로 정해진 시간에 할 수 있는 사람은 불규칙해진 사람 보다 재발이 적고 담배를 피지 않는 사람도 재발은 하지만 담배 1일 20개피 이상인 사람은 재발하기 쉽다는 결과가 나와 있다.

이제까지 일반적으로 관계가 있다고 여겨지던 인자가 그다지 관계가 없다는 것은 식이요법으로 소위 식이요법을 엄수한 사람과 자유로이 식사를 한 사람 사이에 재발에 관한 통계는 그다지 차이가 없다.

또 음주 자체는 그다지 관계는 없는 것 같은데 음주량에 따라서는 역시 문제는 있어 과음, 숙취로 인한 식욕부진, 수면 부족 등 음주에 의한 불규칙한 생활과 관계가 있다고 할 수 있을 것이다.

규칙적인 생활 그 자체가 치료이고 예방법이기도 하다.

정신적, 육체적 과로, 수면부족, 흡연, 식사 시간의 불규칙 등이 궤양의 발생 재발에 큰 역할을 하고 있다.

일상 생활에서는 가능한 요인을 피하고 적극적으로 스트레스 해소가 될만한 스포츠를 일시적이 아니고 계속해서 즐기는 것이 치료상으로도 도움이 되고 더 나아가서는 예방법으로도 연결된다.

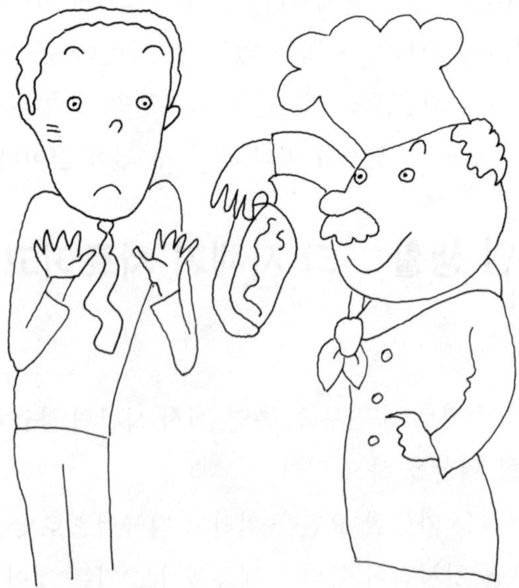

위 · 십이지장궤양의 식사 방법

위 · 십이지장궤양이라도 특별히 증상이 없을 경우에는 영양의 밸런스를 유지하여 체력을 기르고 위나 십이지장의 점막 재생, 증강에 노력하는 것이 중요하다. 당시에 위 · 십이지장 점막을 자극하지 않도록 식품의 종류, 조리법 식사법에 주의하도록 한다.

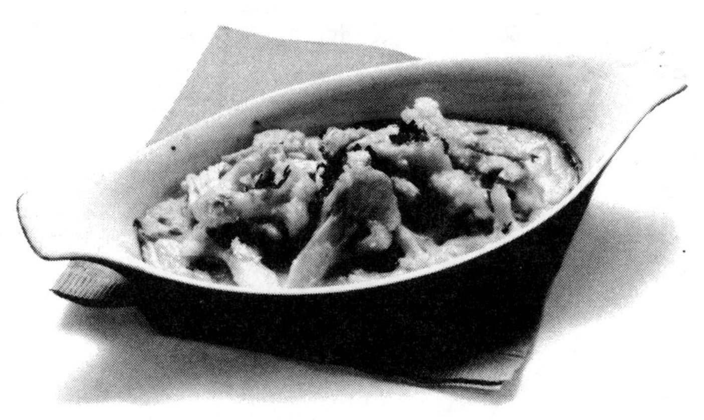

영양의 밸런스를 잘 잡는다

위・십이지장 궤양인 사람은 먹는 것을 지나치게 두려워하여 소식이 되어 버리기도 하고 또 부드러운 것이라면 안심이라고 생각하여 죽만 먹기도 하고 야채는 섬유가 있거나 단단하다고 전혀 섭취하지 않아 영양적으로 언밸런스한 식사를 하는 경향이 있다.

하지만 그런 식으로는 건강을 유지할 수 없고 체력 기력도 쇠약해져 버려 위・십이지장 점막을 강화하는 데 있어서도 마이너스가 된다. 위・십이지장 궤양이라도 몸에 필요한 식품은 필요한만큼 섭취해야 한다. 아래의 표는 1일 섭취해야 할 식품의 종류와 그 양이다.

• 1일 취해야 할 식품 종류와 기준량

식품그룹	기준량(g)	식품예	내용중량(g)	단백질 질량(g)
우유・ 우유제품	250	우유 커티즈치즈 스킴밀크	170 70 15	약8
계란	50	계란	50	약6
생선 육류	60 60	정어리 닭고기 가슴살 돼지고기 넓적다리살	60 20	약10 약14
콩 콩제품	80	두부 된장	70 10	약6
녹황채소	100	시금치 호박	50 50	
담색채소	200	레터스 토마토	10 50	

		오이	40	
		무우	50	
		가지	50	
감자		감자	50	
		고구마	50	
과일	100	복숭아	100	
		수박	100	
곡물	250	쌀	100	약20
		빵	90	
		면	60	
설탕	30	설탕	15	
		잼	15	
유지	30	버터	15	
		마요네즈	15	약64

총열량 1900Kcal. 단백질 65g.

단백질을 충분히 섭취한다

인간의 몸은 피부도, 장기도, 혈액도 모두 단백질도 구성되어 있다. 그리고 매일 신진대사를 반복하여 낡은 것은 버리고 새로운 것이 만들어진다. 그리고 이 필요한 단백질을 만들기 위해서는 재료로써 단백질원을 매일 음식으로 공급해야 한다. 이것은 위·십이지장궤양인 사람도 마찬가지이다. 아니 위·십이지장 궤양인 사람은 위 점막 재생을 위해 보통 사람보다 더 단백질 공급에 유의해야 할 것이다.

우유, 유제품, 계란, 고기, 생선, 대두, 대두 제품은 단백질원인 식품이다. 각각의 식품 중에서도 특히 단백질이 풍부한 식품을 들어 두었다(앞페이지의 표를 참조). 이들 식품을 기준대로 먹으면 45g의 단백질을 취할 수 있고 거기에 곡물 단백질이 가해지면 1일 65g을 얻을 수 있게 된다.

비타민, 미네랄의 보급도 잊지 말도록 한다.

비타민, 미네랄도 인간의 몸에 필수적인 영양소이다. 그 보급원이 되는 것이 야채, 감자, 과일, 식품의 종류를 선택하여 잘 조리하면 야채를 먹어도 전혀 지장이 없는 것이다. 오히려 잘 조리하여 적극적으로 먹는 것이야말로 비타민, 미네랄 보급을 위해 또 변비를 해소하는데 도움이 된다.

밥 과식에 주의를

밥, 빵, 면류 등의 당질 식품은 소화가 잘 되는 것이 특징이다. 그 때문에 위·십이지장 궤양인 사람은 아무래도 단백질이 부족하고 당질식품 주체가 되는 경향이 있다. 물론 당질 식품을 먹는 것은 별 지장은 없으나 고기나 생선 야채를 덜 먹게 되지 않도록 주의하도록 하자.

기름을 섭취해도 지장 없다

기름은 1g당 9칼로리나 되는 고칼로리 식품이며, 게다가 몸에 필요한 필수 지방산을 함유하고 있다.

위·십이자장궤양인 사람은 마르는 경우가 많으므로 소량으로 많은 칼로리를 섭취할 수 있는 기름은 위·십이지장궤양인 사람에게 있어서 좋은 식품이다. 그러나 기름은 위 내 정체 시간이 길기 때문에 다량을 섭취하면 위가 더부룩해지거나 기분이 나빠지는 난점이 있다. 그러나 유화된 지방(버터, 마아가린, 마요네즈 등) 이라면 그럴 난점도 적고 또 보통 기름이라도 소량을 사용하면 괜찮다.

위·십이지장 궤양이 있더라도 기름을 섭취하는 것은 괜찮다. 다만 그 어떤 경상이 나타날 정도는 안된다. 자신의 위에 맞게 적절히 기름을 사용하기 바란다.

자극물은 삼가한다

위산 분비를 촉진시키거나 위점막을 상하게 하는 산성식품은 섭취하지 않도록 한다.

향신료

후추는 고기 냄새를 없애기 위해 사용하는 정도라면 문제는 없으나 라면에 후추를 듬뿍 넣거나 고추를 볶아 카레에 넣는 등 향신료를 듬뿍 넣어 먹는 것은 피한다.

카페인

커피, 홍차, 녹차에 함유되어 있는 카페인은 위산 분비를 촉진시킨다. 이들은 가능한 엷게 만들어 공복시는 피해 마시도록 하자.

엑기스

생선이나 고기의 즙은 엑기스를 듬뿍 함유하고 있다. 엑기스는 양식의 풀코스에서 맨 처음 스프가 나오듯이 위산 분비를 촉진시키는 작용을 갖고 있다. 그러므로 공복시에 많은 섭취는 삼가한다.

알콜

알콜은 위에서 흡수되어 위점막을 망치고 위산 분비를 촉진시키므로 가능하면 금주를 하도록 하자. 혹시 마실 경우에는 공복시를 피해 식사를 하면서 극히 소량을 하는 정도로 한다.

단맛 · 짠맛 · 신맛이 강한 식품

과자나 단팥, 염낭식품, 과즙, 레몬 등은 위점막을 자극하므로 다량섭취는 삼가한다.

탄산음료

탄산은 위점막을 자극한다. 탄산이 들어있는 청량음료는 가능한 마시지 않도록 한다.

소화가 잘 되는 식품을 선택하거나 소화를 잘 되게 하는 조리법을 연구한다

위 · 십이지장의 부담을 줄이기 위해서는 소화가 잘 되는 식품을 선택하는 것이 중요하다. 그러나 이것도 저것도 소화가 나쁘다고 먹는 식품의 범위를 축소시키면 식사하는 즐거움도 적어지고 만다.

그 식품 자체는 소화가 잘 되지 않는 것이라도 조리법에 따라서는 소화가 잘 되게 만들 수도 있다. 소화가 잘 되도록 조리하여 여러 가지 식품을 맛보도록 하자. 조리법 연구나 사용법에 관한 주의는 16페이지 표에도 있으나 여기에서는 식품별 선택방법 조리 테크닉을 소개해 두었다.

우유 · 계란

소화가 매우 잘 되는 식품이지만 단백질은 가열하면 변성되어 소화가 잘 되지 않으므로 지나치게 가열하지 않도록 주의한다. 계란은 튀기거나 단단하게 데치지 않으면 어떻게 먹어도 상관없다.

생선 · 고기

엑기스가 많은 것(오징어, 낙지, 새우, 게, 고등어, 정어리, 잉어, 장어, 정갱이 고기, 송아지 고기 등)이나 기름기가 많은(로스고기, 간 고

• 곡물 칼로리 교환표

밥공기 한개(160Kcal)에 해당하는 칼로리를 다른 곡물로 취하면 다음과 같아진다.

종 류	내용중량	조리법 · 사용상의 주의점
콘후레이크	42	우유와 먹으므로 부드럽게 먹을 수 있고 영양 밸런스 좋아진다.
오트밀	44	
마카로니	44	부드럽게 삶아 마요네즈나 생크림과 무친다.
스파게티	44	
식빵	60	버터나 마아가린을 발라 먹으면 위산분비 억제에 효과가 있다.
버터롤	60	
포도빵	60	
삶은국수	130	부드럽게 삶는다.
삶은우동	160	
전죽	230	
중탕	600	
쌀	46	

*현미, 프랑스빵, 맥아가 많이 든 빵 등은 소화가 시간이 걸리므로 1회의양은 소량으로 한다.

기, 내장 등) 것은 한 번에 다량 섭취를 피하고 소량씩 사용하도록 한다. 조리법은 조리기, 찌기, 석쇠구이, 데치기 등의 방법으로 엑기스나 기름기를 줄이고 또 즙은 먹지 않도록 한다. 튀기거나 어묵은 삼가한다.

소화가 잘 된다는 것은…

소화가 잘 된다는 것은 위내 정체 시간이 짧다는 것. 소화액과 잘 섞인다는 것을 말한다. 영양소별로 말하자면 당질이나 단백질은 소화가 잘 되고 지질은 소화가 잘 되지 않으므로 지질이 많으면 많을수록 소화가 잘 되지 않는 식품이라고 할 수 있다. 또 단백질 식품인 생선이나 고기도 지나치게 가열하면 변성이 일어나 소화 효소의 작용을 받기 어려워져 소화에 걸리는 시간이 길어지므로 주의가 필요하다.

그리고 곤약, 해초, 버섯은 그것을 소화하는 효소를 사람이 갖고 있지 않기 때문에 위장을 통과하면 끝이다. 그러므로 위점막이 약한 때는 위에 부담을 주게 되므로 넓은 의미에서는 이들도 소화가 안되는 식품이라고 할 수 있을 것이다.

또 자주 이야기 되는 것이 식빵 먹는법이다. 일반적으로 구워 바삭바삭한 토스트보다 부드러운 흰빵쪽이 소화가 잘 된다고 생각하고 있다. 그러나 이것은 오해. 흰빵, 특히 식빵은 방금 구워 낸 것일수록 수분이 많이 함유되어 있다. 그래도 먹으면 위에 정체되어 소화액 흡수가 나빠진다. 먹을 때는 단단하더라도 토스트를 해서 먹는 편이 소화액의 작용을 받기 쉬운 것이다.

콩 · 두제품

대두제품이라고 하면 떠오르는 두부나 납두는 매우 소화가 잘 되는 식품이다. 껍질을 벗기거나 으깬 것도 좋다.

부드럽게 삶은 것을 소량 먹으면 그냥 먹어도 상관없다.

야채

섬유를 잘 조리하면 어느 야채를 먹어도 상관없다. 방법은 잘게 다지고 잘 익히고 으깨는 것이다. 다른 자극물과 동시에 섭취하는 것은 피하고 기름이나 식초, 향신료를 사용하여 맛을 낼 경우에는 소량을 먹도록 한다. 또 버섯, 해초류는 소화가 잘 되지 않지만 소량 취하면 변비 예방에 도움이 된다.

감자류

부드럽게 삶고 으깨면 소화가 잘 된다.

과일

레몬 등 신것은 소량을 먹고 공복시는 되도록 피하고 쥬스를 만들 때는 묽게 한다. 다른 과일은 보통 그대로 섭취해도 지장없다.

곡물

특히 부드럽게 조리할 필요는 없다. 밥도 보통으로 지으면 된다.

기름

마아가린, 버터, 마요네즈라는 유화지방을 중심으로 섭취한다. 식물성 기름을 사용할 때는 1회의 양을 적게 잡는다.

식사는 1회의 양을 줄이고 횟수를 늘린다

아무리 소화가 잘 되는 식품만을 먹어도 1회의 양이 많으면 위에 부담이 된다.

식사는 배의 7할, 8할 조금 더 먹고 싶다 할 정도로 멈추고 그 대신에 식사의 횟수를 늘린다.

아침 · 점심 · 저녁 외에 오전과 오후에 간식을 넣어도 좋을 것이다. 간식이라고 해도 식사의 연장이라고 생각하여 영양의 밸런스에 주의한다. 식사로는 섭취하기 힘든 우유나 과일, 감자 등도 좋고 샌드위치와 우유라는 식으로 가볍게 섭취해도 좋다. 또 삼식으로 식품을 전부 섭취할 수 있다면 간식으로는 과자를 먹어도 상관없다. 필요한 식품을 섭취하지 않고 기호에 맞는 것만 섭취하는 습관은 버리도록 한다.

식사는 천천히 잘 씹어서 먹을 것

잘 씹는다는 것은 소화를 잘 되게 하는 데 있어서 큰 도움이 된다. 소화가 잘 되는 죽이라도 후르룩 마시면 소화가 잘 되지 않는 음식과 같아진다. 반대로 다소 소화가 안되는 식품이라도 잘 씹어서 먹으면 결코 소화가 안되지 않는다. 이를 위해서는 식사 시간을 충분히 갖는 것이 중요하다. 또 식사를 즐길 수 있도록 연구하는 것도 소화에 도움이 된다. 음악을 들으면서 가족과 담소하면서 천천히 식사를 하자.

뜨거운 것, 찬 것은 적당한 온도로 만든 뒤 먹는다

뜨거운 것이나 찬 것은 위점막을 자극한다. 뜨거운 국이나 요리는 식히면서 먹고 아이스크림은 입 안에서 적당히 녹인 뒤 천천히 먹도록 하자. 그러나 뜨거운 것, 찬 것은 목을 지날 때 체온 정도로 되면 문제가 없으므로 너무 따지다가 식욕을 잃지 않도록 한다.

변비일 때의 식사

위·십이지장궤양은 소화가 잘되는 식사를 하기 때문에 자칫 변비를 일으키기 쉽다. 보통 사람이라면 변비 해소에는 야채나 기름을 많이 섭취하거나 찬 우유를 단숨에 마시는 방법을 쓸 수 있지만 위·십이지장궤양인 사람은 그것도 할 수 없다.

가장 좋은 방법은 정장 작용이 있는 요구르트를 섭취하는 것이다. 요구르트는 다소 신맛이 있으므로 설탕이나 꿀, 잼을 섞거나 과일과 섞어 먹으면 좋을 것이다. 또 생크림이나 마요네즈와 같은 유화지방을 위에 부담이 되지 않을 정도로 먹는 것도 좋은 방법이다. 그리고 변비 예방에는 보통 때 야채를 적당히 섭취하는 것이 좋다. 소화가 잘 되게 조리해도 효과는 충분하다. 곤약이나 버섯, 해조류 등 소화가 안되는 식품을 소량 섭취하는 것도 유효하다.

위궤양·십이지장궤양 예방과 치료 요양식

2019년 9월 20일 인쇄
2019년 9월 30일 발행

지은이 | 현대건강연구회
펴낸이 | 최 원 준

펴낸곳 | 태 을 출 판 사
서울특별시 중구 다산로38길 59(동아빌딩내)
등 록 | 1973. 1. 10(제1-10호)

■ **주문 및 연락처**
우편번호 04584
서울특별시 중구 다산로38길 59 (동아빌딩내)
전화 : (02)2237-5577 팩스 : (02)2233-6166

ISBN 978-89-493-0587-5 13510